医療4.0

第4次産業革命時代の医療

～未来を描く30人の医師による2030年への展望～

医師、デジタルハリウッド大学大学院客員教授　**加藤浩晃**

はじめに

高齢化、現役世代の減少、社会保障費の増大……。

日本の未来、そして医療の未来はどうなっていくのでしょうか。

いわゆる「団塊の世代」が80歳を超え、その子どもの団塊ジュニア世代も60歳間近になる2030年に向けて、マンパワーの確保や業務負担の見直し、生産性向上などとともに、テクノロジーの最大活用が求められています。

今、社会では「第4次産業革命」が進んでいます。第4次産業革命とは、あらゆるモノがインターネットにつながるIoT（Internet of Things）、人工知能（AI）、ビッグデータ、ロボティクスなどの新しい科学技術を活用することで、産業構造だけでなく生活や人との関わり方まで含めた事柄が根本的に変わる大改革とされています。この第4次産業革命と時期を同じくして、VR（仮想現実）・AR（拡張現実）・MR（複合現実）、次世代通信規格の5G、ブロックチェーン（分散型台帳）、BMI（ブレーン・マシーン・インターフェース）

などの新たな技術革新も進んでいます。まさに、第4次産業革命時代にテクノロジーは大きな変化を来し、それによって社会は歴史的な転換点を迎えているのです。

私は、この第4次産業革命に関連したテクノロジーが医療現場でも活用されるようになる時代の日本の医療を「医療4.0」と呼ぶことにしました。

日本における医療の歴史は、1960年代に国民皆保険制度が実現して今の医療提供体制の礎ができた「医療1.0」、高齢化が懸念され始め老人保健法の制定や高齢者保健福祉の10カ年計画であるゴールドプランが策定され、今につながる介護施策が進んだ1980年代の「医療2.0」、そして2000年代のインターネットの広がりとともに電子カルテをはじめとした医療のICT化が進んだ昨今の「医療3.0」と続いてきました。これが第4次産業革命時代の社会の変化に合わせて、医療分野も新たなフェーズに突入していきます。

ここで誤解がないよう説明しておくと、第4次産業革命のテクノロジーさえあれば日本の医療は良くなるはず、と根拠なく言っているわけでは決してありません。テクノロジーはあくまでも手段です。ただ、適切に活用すればとても有用な手段なので、今まで解決できなかった医療現場の課題に、新たなアプローチを提示してくれる可能性があります。

そこで、本書では日本の医療の未来を築くべく、精力的に活動をしている30人の医師にインタビューを行いました。各専門領域で活躍している30人の医師たちの多様な取り組みには、きっと新たな気づきがあることと思います。そして、第４次産業革命のテクノロジーが医療現場を変える可能性について様々な視点から語られ、２０３０年の医療の姿が、点ではなく面として捉えられるようになると確信しています。

繰り返しになりますが、社会は今、第４次産業革命とその関連のテクノロジーによって大きな転換点に立っています。これに伴い、医療も必ず大きく変わっていきます。その変化の足音は、本書を手に取ってくださった皆様には聞こえているのではないでしょうか。

新たなテクノロジーで、今まで解決できなかった医療現場の課題が解決できるかもしれないと思うと、なんだかワクワクしませんか？　本書をお読みいただき、「医療4.0」の未来を想像することで、今の医療現場の課題解決に少しでも貢献できれば、大変うれしく思います。

加藤浩晃

目次

医療において変わりゆくものと変わらないもの……88
医療法人社団お茶会お茶の水循環器内科院長、循環器内科医　五十嵐健祐

人工知能に代替されない医師の価値はコミュニケーション力にあり……94
日本うんこ学会会長、医師・クリエイター　石井洋介

一人ひとりの医療の自立のために必要なブロックチェーンという技術……100
MediBloc社 alliance member、医師（内科・救急科）　伊藤 涼

ハイブリッドメディシンの時代～医療のデジタルユビキティーへの変革……106
一般社団法人IoMT学会代表理事、順天堂大学医学部附属順天堂医院眼科助教　猪俣武範

2030年は「病院が選ばれる時代」になる……112
ハイズ株式会社人材戦略部長、総合診療医　岩本修一

現場の常識や価値観を覆すソリューションを提供したい……118
AMI株式会社代表取締役、循環器内科医　小川晋平

AI医療機器で他の医師が「匠の技」を活用できる未来を……124
アイリス株式会社代表取締役、救急医　沖山 翔

患者の受診行動変容で、限りある医療資源の適性利用を目指す……130
メディサイド株式会社代表取締役、整形外科医　菊池 亮

共感力の高い空間を病院や診療所内にデザインする……136
医療法人社団新潮会理事長、経営心理士、整形外科医　北城雅照

少子高齢化はイノベーションを興すチャンス……142
千葉西総合病院産婦人科、ヤフー株式会社産業医　近都真侑

スマートコンタクトレンズ、アプリ……新たな技術を理解し医療に貢献したい……148
慶應義塾大学眼科学教室特任講師　小橋英長

治療成績が目覚ましく改善した脳血管疾患領域は予防にシフト……154
クアドリティクス株式会社代表取締役、脳神経外科医　小林紀方

薬、手術に加えて「アプリ」を処方する未来の治療……160
株式会社キュア・アップ代表取締役、呼吸器内科医　佐竹晃太

技術の活用で女性が働き続けるための支援と環境整備を……166
「ラッコの妊娠相談室」運営、淀川キリスト教病院産婦人科　柴田綾子

診療所は教育拠点に変化し、医師は「高い人間力」が求められる……172
医療法人社団ナイズ理事長、メディカルフィットネスラボラトリー株式会社代表取締役、小児科医　白岡亮平

テクノロジーを活用し、保育園から日本のヘルスケアを改革する……178
Connected Industries 株式会社代表取締役、産婦人科医　園田正樹

臓器別の診療科を超えた連携と「知の探求」が未来を創る……184
東北大学大学院医学系研究科行動医学助教、消化器内科医　田中由佳里

医療の未来を支える遠隔医療……190
株式会社T－ICU代表取締役、集中治療医　中西智之

2030年は新しいコミュニケーションの形が見える……196
アンター株式会社代表取締役、翠明会山王病院整形外科　中山 俊

これからの医療を支える「地味なデータの整備」……202
株式会社トライディア データサイエンティスト、医師　二宮英樹

家庭と小児科医をオンラインでつなぎ、子育てで誰も孤立しない社会へ……208
株式会社 Kids Public 代表取締役、小児科医　橋本直也

オンライン診療と医療データ事業で、医療をより患者に近づける……214
株式会社情報医療代表取締役、医師　原 聖吾

セルフメディケーションの時代を意識して専門性を身に付ける……220
一般社団法人日本臨床研究学会代表理事、株式会社 mediVR 代表取締役、循環器内科医　原 正彦

自分の健康は自分で守る感覚を身に付け「超健康優良社会」へ……226
株式会社 Mediplat、眼科医　眞鍋 歩

癌の個別化医療を実践しつつ企業と臨床現場の架け橋に……232
江戸川病院腫瘍血液内科副部長、プレシジョンメディスンセンター長　明星智洋
医療者自身が医療現場の課題解決に向かう未来に期待……238
株式会社エクスメディオ代表取締役、精神科医　物部真一郎
「正しい情報」だけでは変わらない人の行動を変える……244
デジタルハリウッド大学大学院、「腎臓内科.com」運営、腎臓内科医　森 維久郎
プロジェクトを成功に導くエンジニア医師が求められる時代に……250
株式会社フリクシー代表取締役、エンジニア、医師　吉永和貴
公開データを基に専門家と国民と行政が議論するのが当たり前の社会に……256
千葉大学医学部附属病院病院経営管理学研究センター特任講師、精神科医、産業医　吉村健佑
あとがき……262

第1章

日本の医療における変化と課題

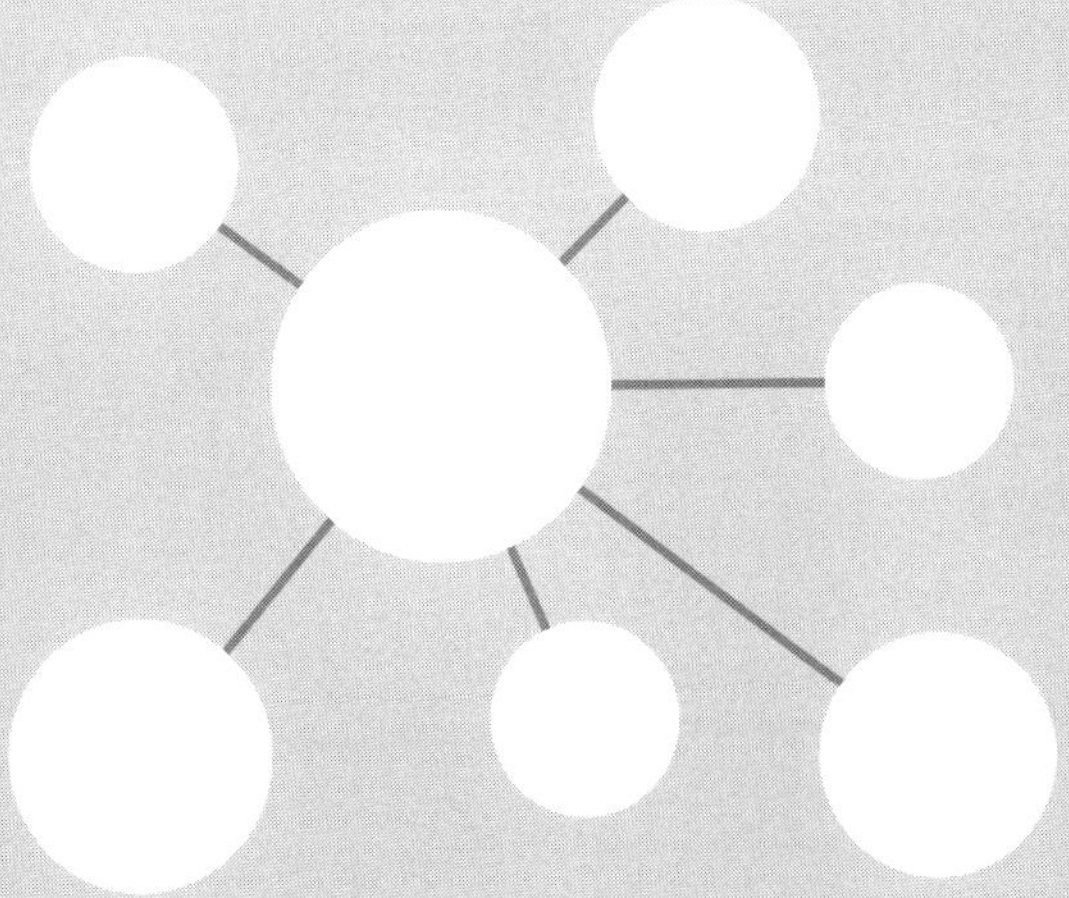

２０３０年の医療を考える際にまず押さえておきたいのは、かなり高い確率で予測することができる「人口動態」です。大きな災害などがない限り、現在推計されている人口動態の予測は外れることなく２０３０年を迎えると思われます。本章では、この人口動態を中心に、増え続ける社会保障費や、医療提供の変化について整理します。

これから急激な人口減少を経験する日本

日本では今、歴史的に見ても急激な人口変化が起きています（図１）。１８７２年（明治5年）、日本の人口は実は３５００万人程度でした。終戦時の１９４５年の時点でもまだ７２００万人程度で、１億人を超えたのが１９６７年でした。それが、２００８年には1億２８０８万人となり、明治時代から見ると実に4倍近くの急激な増加を遂げたのです。筆者が物心ついたころ、日本の人口は約1億２０００万人と何となく思っていましたが、この１００年程度は急激な人口増加のさなかにいたことに気がつきました。

この人口変化は、２００８年を増加のピークとして、現在は減少フェーズに入っています。その減少スピードも急激です。２００８年から約50年後の２０６０年には人口が４０００万人ほど減少し、８６７４万人になると推測されています。１９００年ごろから１００年かけ

図１　日本の人口の歴史的推移

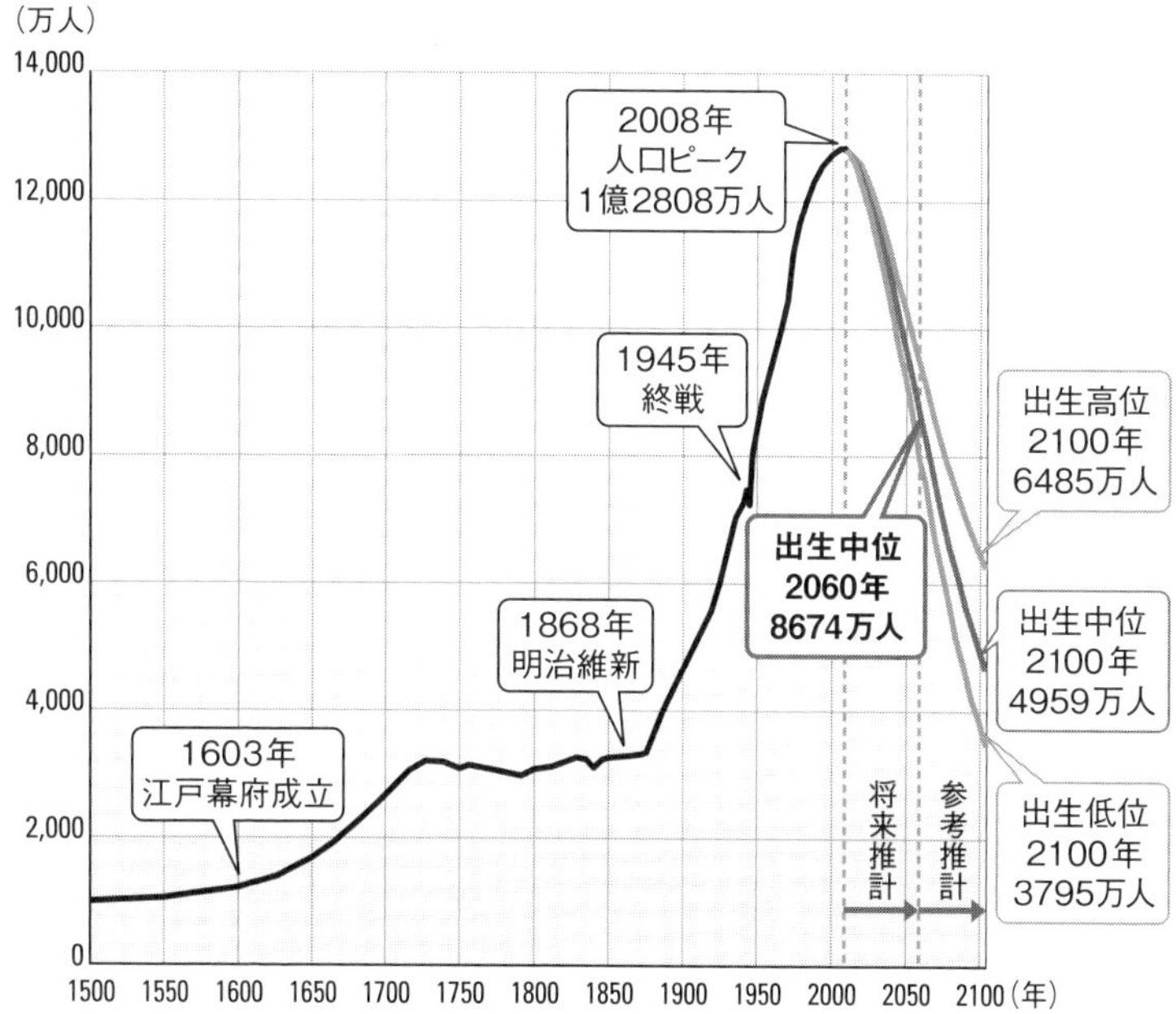

資料：1920 年より前：鬼頭宏「人口から読む日本の歴史」
1920 ～ 2010 年：総務省統計局「国勢調査」、「人口推計」
2011 年以降：国立社会保障・人口問題研究所「日本の将来推計人口（平成 24 年 1 月推計）」
出生 3 仮定・死亡中位仮定一定の地域を含まないことがある。
（出典：厚生労働省「平成 27 年版厚生労働白書―人口減少社会を考える―」）

て増えてきた日本の人口が、今後１００年のうちに再び１９９０年以前の水準に戻ることが見込まれていて、これまでの歴史の中でも類を見ない水準の人口減少を経験することになるとされています。

このように歴史的にも特異的な人口の劇的な変化が起きる中で、同時に急速な高齢化が進んでいます。高齢者人口は、いわゆる「団塊の世代」が65歳以上となった２０１５年に３３９２万人となり、そのまま増え続けて２０３０年には３６８５万人に達すると見込まれています。高齢者人口はその後も増加を続け、２０４２年に３８７８万人となってピークを迎えた後、減少に転じると推計されています。

ここでよくいわれるのが、65歳以上の高齢者人口と、15歳から64歳までの現役世代（生産年齢人口）の比率です。２０１５年は高齢者１人を現役世代2.3人で支える計算でしたが、今後は現役世代の人口が減少するため、２０３０年には高齢者１人を現役世代1.8人で支える必要があるのです。

進展に地域差がある高齢化

ただし、日本における高齢化は、日本全国で時期を同じくして進んでいるわけではありま

図２　都道府県別の65歳以上の高齢者人口の増加数

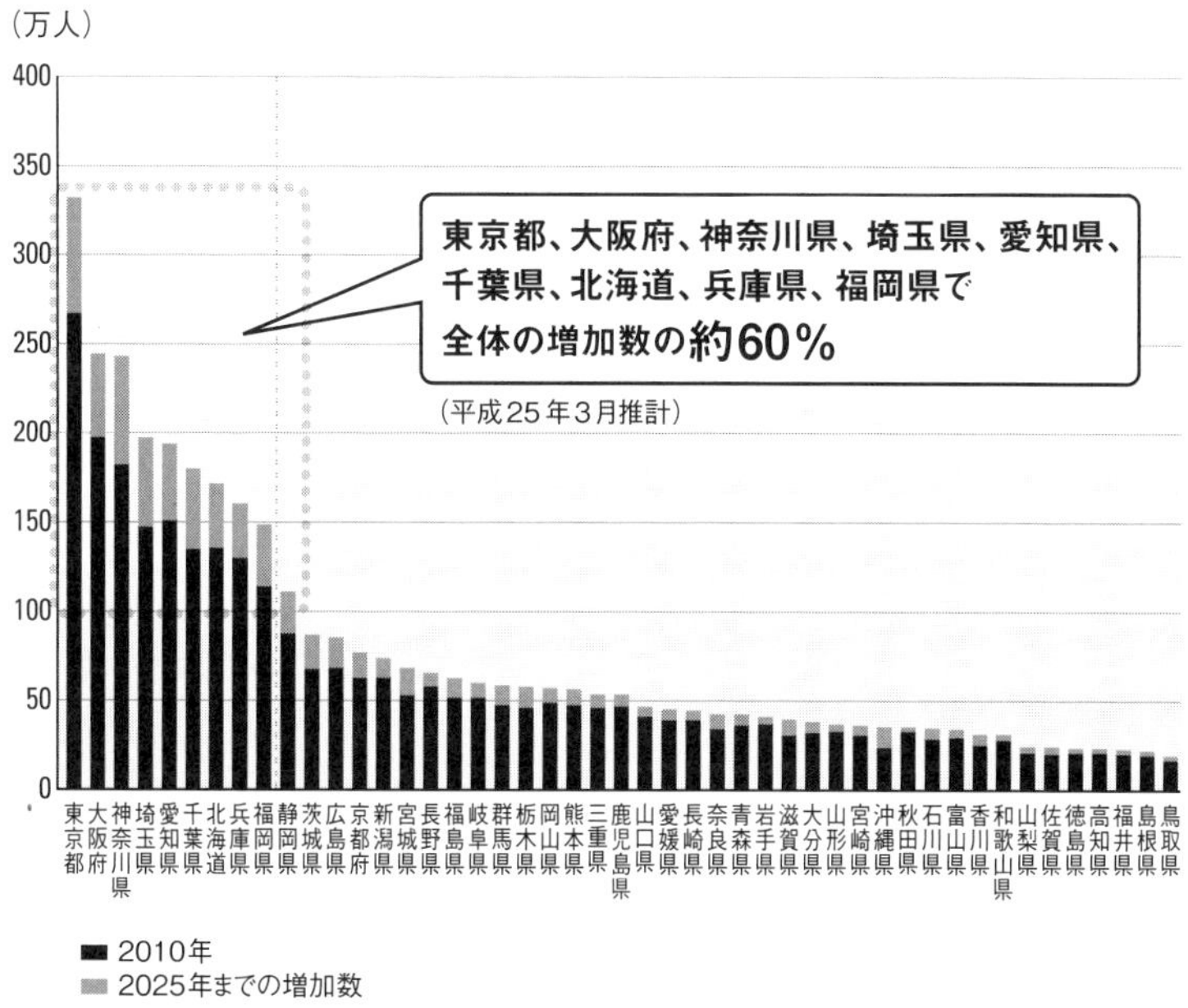

（出典：国立社会保障・人口問題研究所「日本の地域別将来推計人口［平成25年3月推計］」）

せん。これから高齢化が進むのは、現時点で若い世代が比較的多く住む地域です。都道府県別の65歳以上の高齢者人口の増加数を見ると、東京都、大阪府、神奈川県、埼玉県、愛知県、千葉県、北海道、兵庫県、福岡県の順に増加数が多く、この上位９県で全体の増加の約60％を占めるとされています（図２）。つまり、これからの日本の高齢化はこれら上位９都府県が中心となって引き起こるのです。

一方、この９都府県に含まれていない地域、例えば筆者の出身地である福井県は、今から65歳以上の高齢になる人と亡くなる方の人数がおおよそ等しくなるため、２０３０年になっても65歳以上の人口は今と大きく変わらないとされています。こうした地域は他にも数多くあります。

つまり、日本は既に高齢化がピークに達した地域もあれば、今から高齢化が進む地域まで様々なのです。地域によって高齢化のピークが異なるために、高齢化に伴って医療が必要になる量（医療受給量）のピークも各地で大きく異なります。

健康な人も年間35万円の医療費を負担している

高齢化の影響で、医療費は増加の一途をたどっています。医療費だけでなく、年金や福

図3　社会保障給付費の推移

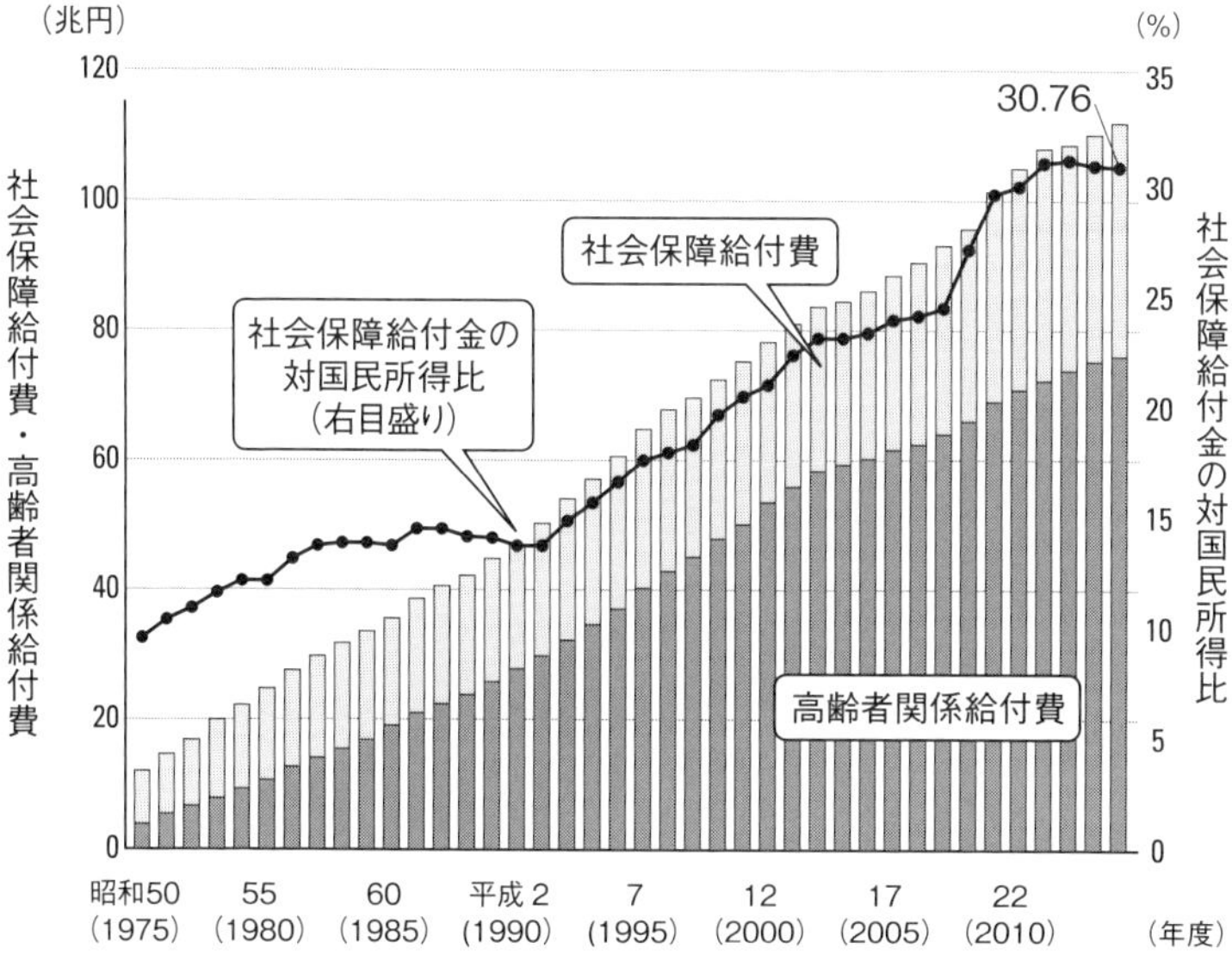

資料：国立社会保障・人口問題研究所「平成26年度社会保障費用統計」
(注1) 高齢者関係給付費とは、年金保険給付費、高齢者医療給付費、老人福祉サービス給付費および高年齢雇用継続給付費を合わせたもの。
(注2) 高齢者医療給付費には、平成19年度までは旧老人保健制度からの医療給付額、平成20年度は後期高齢者医療制度からの医療給付額および旧老人保健制度からの平成20年3月分の医療給付額等が含まれている。

祉を合わせた社会保障給付費は年々増加を続け、2000年に78．3兆円だったものが、2016年には118．3兆円と約1.5倍になっています。この社会保障給付費は、年金費用が約50％、医療費用が約30％、介護費用が約20％を占めていますので、高齢者関係の給付費は増加し続けます。

社会保障給付費が国民所得に占める割合は既に約3割に達しています（図3）。日本の国民所得が2000年以降大きく変化していないことから考えると、国民の負担は増加していると分かります。国民医療費は2015年度に42．3兆円だったため、約1億2000万人の国民は一人当たり年間約35万円の医療費を負担している計算になります。

サラリーマンが加入している保険（社会保険）は企業の健康保険組合もしくは国所管の全国健康保険協会（協会けんぽ）です。一般的に、大企業の社員は健康保険組合に、中小企業は協会けんぽに加入しています。健康保険組合では、その保険料をサラリーマンと勤務先企業で半分ずつ（労使折半）出し合って運営しているので、サラリーマン個人は保険料の半分を負担していることになります。協会けんぽは約2割の税金の補助をもらって運営しており、残りの約8割を労使折半しています。自営業者は国民健康保険に加入していますが、勤務先企業がないため労使折半はできません。そのため、市町村や国からの税金で半分を補助し、健康保険や協会けんぽと同じような負担感にしています。

ただし最近、財政が悪化した健康保険組合を企業が解散し、協会けんぽに合流する例が増えています。協会けんぽは合流してきた人も支えなければならず、徐々に値上がりしています。協会けんぽの保険料は都道府県によって異なりますが、東京都を例に挙げると、2009年度には8.2%だった保険料率が2017年度は9.9%となり、1.7%増えています。

疾病構造と高齢者の変化

このような流れの中で、日本の医療提供がどのように変わってきたかを見ていきましょう。まず、戦後の疾患構造で大きな割合を占めていた肺炎や結核などの感染症が減少し、生活習慣病中心に変化しました。生活習慣病は、悪性新生物（癌）、心疾患、脳血管疾患などを指し、生活習慣病による死亡は死亡全体の約6割を占め、現在も増え続けています。そして、先ほどの医療費で生活習慣病関連疾患に使われている医療費は医療費全体の約3割を占めているとされています。

疾患構造の変化に加えて高齢者自身も大きく変わってきています。高齢者とされる65歳時の平均余命は、2000年のころは男性17.54年、女性22.42年でした（**図4**）。その65歳時の余命は、2015年には男性は19.41年、女性は24.24年とそれぞれ約2年ずつ伸びています。

ただし、このように平均余命自体が伸びていても、寝たきりの状態や、健康ではない状態で余命を過ごすことを望む人はいないでしょう。「寿命」そのものではなく、介護を必要とせず自立した生活を過ごせる期間を指す「健康寿命」の長さに着目するべきです。日本は平均寿命が長い国ではありますが、平均寿命と健康寿命に約10年の差があることが課題とされています（**図５**）。

平均寿命と健康寿命の差が拡大するということは、高度な医療や介護を利用する期間が長くなり、医療費や介護費を消費する期間が増大することになります。平均寿命の延伸は公衆衛生環境の改善や医療技術の向上などに裏打ちされるもので、もちろん素晴らしいことなのですが、合わせて健康寿命も延伸させる取り組みが求められています。

また、75歳以上になると要介護率はぐんと高くなるといわれています。75歳以上の人口は、介護保険ができた２０００年以降急速に増えてきており、２０３０年までの間もさらに急速に増加し続けます。今後は、75歳を超えた高齢者への対応が重要になっていくのではないでしょうか。

高齢者が増えれば、認知症を有する人も増加します。２０１２年には65歳人口の約15％、４６２万人とされていた認知症高齢者の数が、２０２５年には65歳以上の人口の約20％、約

図４　65歳時の平均余命の推移

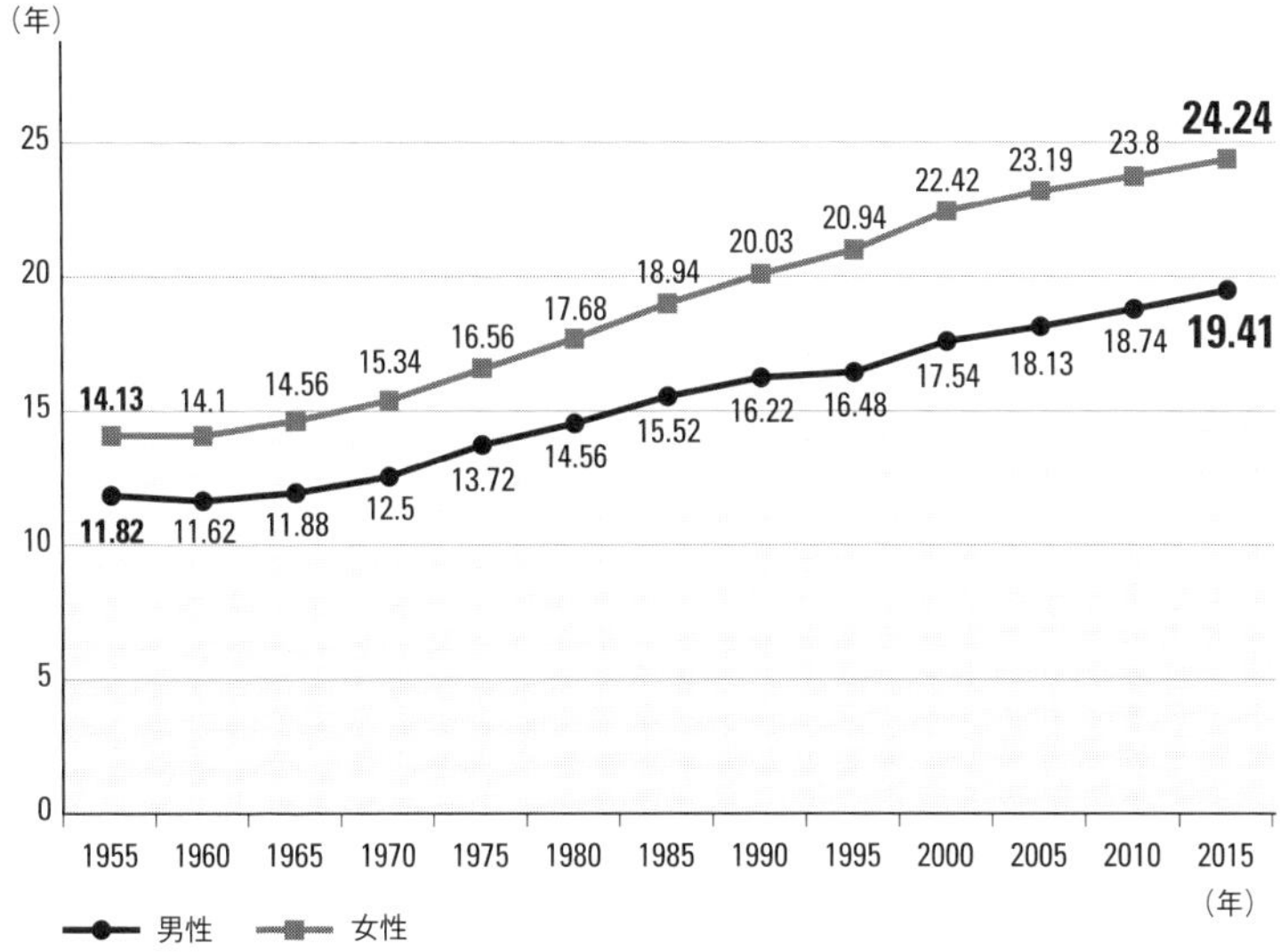

（出典：厚生労働省「平成28年『簡易生命表の概況』参考資料２」）

図５　平均余命と健康寿命の推移

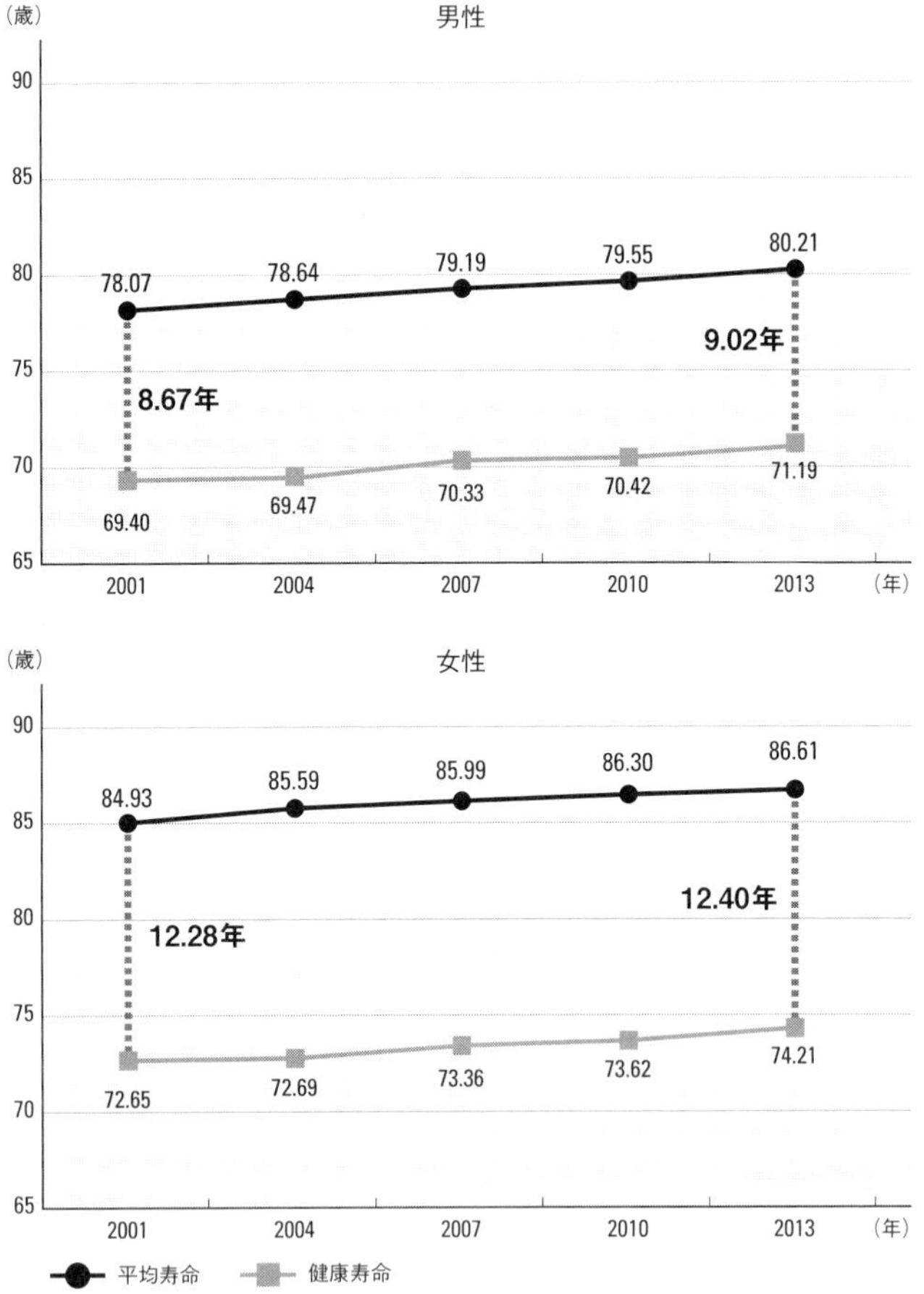

資料：
平均寿命：2001、2004、2007、2013年は、厚生労働省政策統括官付人口動態・保健社会統計室「簡易生命表」、2010年は、厚生労働省政策統括官付人口動態・保健社会統計室「完全生命表」
健康寿命：2001～2010年は、厚生労働科学研究補助金「健康寿命における将来予測と生活習慣病対策の費用対効果に関する研究」、2013年は、「厚生科学審議会地域保健健康増進栄養部会資料」(2014年10月)
(出典：厚生労働省「平成28年版厚生労働白書」)

７００万人を占めるとされています。世帯主が65歳以上の単独世帯や、高齢夫婦のみの世帯数も増えていくとされる中、社会全体で認知症に対応することが必要とされていきます。

このように、高齢化と人口減少、増える社会保障費、そして疾患構造の変化など課題山積みの日本の現状を踏まえ、次章からは２０３０年に向けてテクノロジーを医療分野に応用する取り組みを俯瞰します。

第2章

医療とテクノロジーの現状と展望

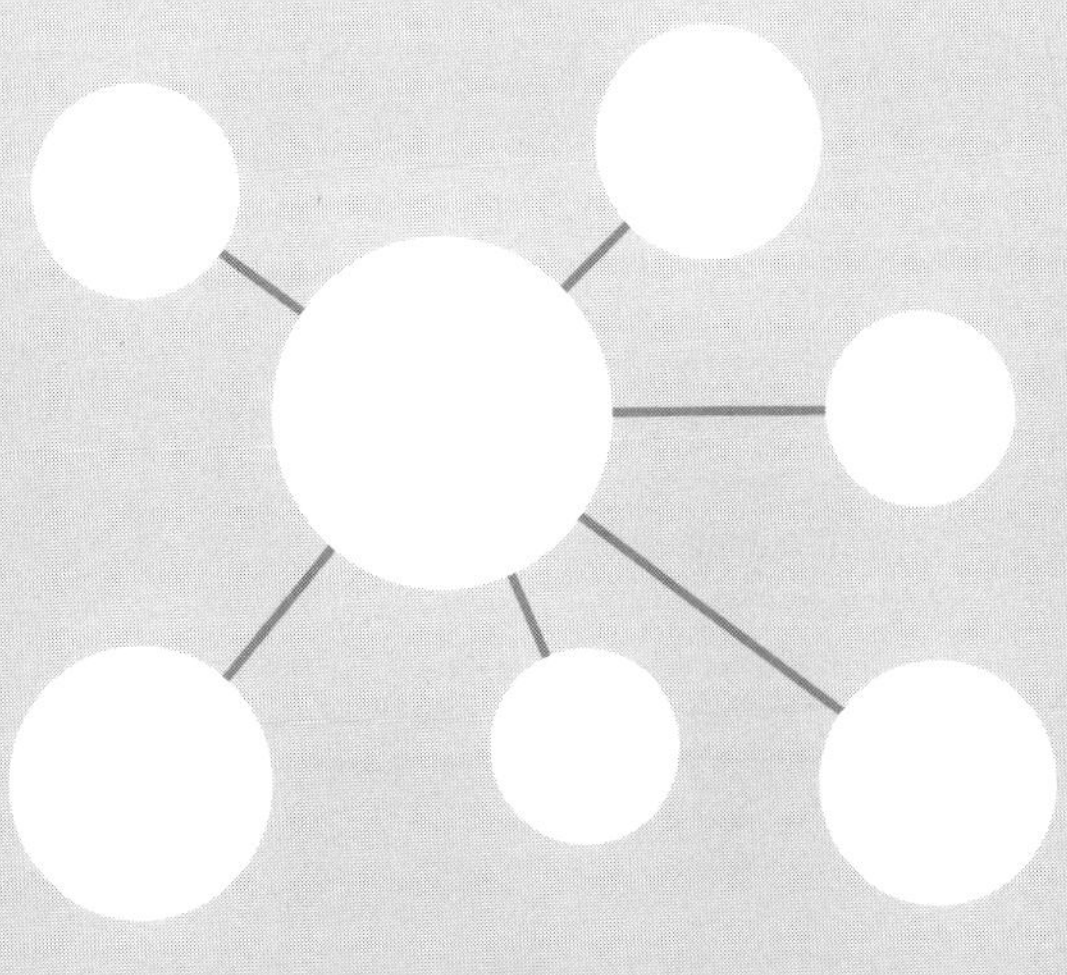

医療と関わるのは、自分の体に不具合を感じたり病気になったときだけ、という人は多いのではないでしょうか。健康診断で異常の可能性を指摘されたが、医療機関は受診しない。「疾患予備軍」と医師に警告されたが、自覚症状がないので通院を継続しない。このように、健康に過ごしている人が、日ごろから自分が病気になる可能性を考えて医療機関を受診することはまれでしょう。身体に痛みを感じたり、動かしづらくなってから医療機関を受診し、痛みや動かしづらさの理由を「診断」して「治療」してもらうのが医療だと考える人がほとんどだと思います。しかし、これからは医療の一部であり、これからは医療との関わり方が大きく変わります。

第４次産業革命と医療

医療との関わり方が変わる背景には、第４次産業革命に関係する技術が医療にも導入されることがあります。第４次産業革命の起点である産業界では、ネットワークで情報をつなぎ、人工知能（ＡＩ）を活用して生産や流通などの産業を自動的に最適化させることが試みられています。例えば、工場内の全てのモノがインターネットにつながるＩｏＴ（Internet of Things）によって、自律的に工場が動く「スマート工場」を実現することが考えられています。工場内の状態を逐一ネットワーク上で把握しながら生産ラインを最適化していくという考え方で、24時間収集し続けたデジタルデータを基に、さらなる最適化を図り、理想に近づけていきます。IoTの利点は、モノが直接インターネットにつながっていることで、遠隔でモノの状態を確認したり、指示できることです。この確認と指示は、人間だけでなくAIが自動で行うこともできます。モノから自動的に蓄積される膨大なデジタル情報（ビッグデータ）を、AIが分析できるようになれば、特定の分野に関しては人間が判断するより、速く正確になります。さらに自動でアップデートし続けることによって、その速さや正確さもさらに進化します。

第4次産業革命によって大きく二つの変化があると考えられています。一つは、オーダーメード化が進むことです。消費者は従来、大量生産された品物の中から自分好みの品物を選ぶ、受け身の姿勢を取っていました。第4次産業革命では、消費者自身が最初から自分好みの品物を注文することが可能になります。消費者が品物を選択して注文するとスマート工場が動き出し、自律的に品物を作り上げられるようになります。今までは、できるだけ多くの人の好みに合うように商品を企画し、大量生産をしないと原価との釣り合いが取れませんでしたが、消費者それぞれの好みに合ったオーダーメードビジネスが、さらに広い領域で可能になる時代を迎えます。

もう一つは、新たな付加価値が提供されるようになることです。今までは商品を売った時点で多くのビジネスが終わっていましたが、ＩｏＴを活用してアフターサービスにつなげる方向に変わっていきます。例えば、電球は消費者に購入された時点がゴールでした。しかし、これからは電球にセンサーを組み込むことで、消費者の自宅に設置された電球の稼働状況をデジタルデータとして収集し、集積してビッグデータとします。効率が悪い使い方をしている場合は改善を提案したり、電球の調子が悪くなりそうであればトラブルが起こる前に消費者に連絡するといったことが考えられます。このように、アフターサービスを含めた付加価値を提供できるようになるのです。

少子高齢化が顕在化してきている日本においても、第４次産業革命に関する技術を活用し、健康長寿社会の形成や経済成長につなげることが求められています。第４次産業革命に関する技術として代表されるのは、ＩｏＴやＡＩ、ビッグデータ、ロボティクスです。ＡＩの分析によって必要な情報が必要なときに提供され、ロボットや自動走行車などによって少子高齢化、地方の過疎化といった課題が克服されることが期待されています。また時期を同じくして、ＶＲ（仮想現実）・ＡＲ（拡張現実）・ＭＲ（複合現実）や、次世代の高速携帯通信規

◎第４次産業革命革命に関する技術

IoT (Internet of Things)	家電はもちろん、車、服、建物など、身の周りの様々なモノがインターネットにつながること。これまで測定されず埋もれていた様々なデータを収集・分析し、連携させることができる。
人工知能 (AI：Artificial Intelligence)	人間の脳が行う知的な作業をコンピューターで模倣したソフトウエアのこと。深層学習（Deep Learning）によりコンピューター自身が情報を自動的に学べるようになった。画像や文章、音声などの認識や、物事の予測、最適化や自動化などに活用される。
ビッグデータ	役立つ知見を導出するために蓄積された膨大なデジタルデータの集まりのこと。
ロボティクス	ロボット工学のこと。ロボットの設計・製作・制御だけでなく、ロボットに関連した科学研究全般を指すこともある。自動化や人の運動や感覚の拡張として利用される。
VR (Virtual Reality：仮想現実)	CG や動画で作った映像の世界（仮想現実）に実際に入り込んだかのような体験ができる技術。
AR (Augmented Reality：拡張現実)	現実の世界に仮想の世界やデジタル情報を重ねて「拡張」する技術。3D 映像などを現実の風景と重ねて投影する。
MR (Mixed Reality：複合現実)	目の前の空間に様々な情報を 3D で表示して、自由な角度から見たり、複数人で情報共有できる技術。
5G	4G に続く次世代の高速通信規格。超高速だけでなく多数接続やタイムラグがなくなる超低遅延を実現する技術。
ブロックチェーン (分散型台帳)	参加者全員がインターネット上でデータを持ち合うデジタルデータの記録帳。データの書き換えや改ざんが困難かつ検証が容易。
BMI (Brain-Machine-Interface)	脳からの情報を感知してコンピューターやロボットを動かすこと。BCI（Brain-Computer-Interface）ともいう。

格の５Ｇ、ブロックチェーン（分散型台帳）、ＢＭＩ（ブレーン・マシーン・インターフェース）などの新たな技術革新も進んでいます。

技術革新によって変化が起こるのは産業界だけではありません。農業や交通、金融、教育業界、そして医療業界も不可避な流れとなっています。ＩｏＴにより、人の行動やバイタルデータだけでなく、住環境までもデジタルデータとして集積できるようになります。ネットワークも発展し、超高速で大容量の情報を送受信できますし、ＶＲで情報を三次元情報として共有することができるようになったり、技術革新によって匂いや触感の送受信も可能になるでしょう。ロボットとの協働により、人間の労働をロボットが支え、作業が自動化されるようになり、ＡＩのソフトウエアは人間の思考や決定を支援するための情報を提供してくれるはずです。ロボットによって人間の能力が拡張され、人間の限界を超える手助けをしてくれることもあるでしょう。

第４次産業革命時代の「医療4.0」

これから日本で起きるであろう、広い意味での医療の進化を、筆者は「医療4.0」と呼んでいます。「はじめに」でも述べましたが、戦後、１９６０年代に皆保険制度が実現して今の医療提供体制の礎ができた「医療1.0」、高齢化が懸念されて老人保健法の制定や高齢者保健福祉の10カ年計画であるゴールドプランの策定が行われ、今につながる介護施策が進んできた1980年代が「医療2.0」、そして2000年代のインターネットの広がりとともに電子カルテをはじめとした医療のICT化が進んできた昨今を「医療3.0」と考えています。そして、これからの第4次産業革命時代の様々な革新的科学技術により台頭するのが、「医療4.0」です。

医療4.0は、医療との接点が医療機関以外にも広がる「多角化」、個人個人に応じたオーダーメード化が進む「個別化」、そして医療の主体が患者自身に変わっていく「主体化」が特徴です。例えば、自分の体温や活動量、血圧、脈拍、血糖値、脳波といった生体データがIoTデバイスで収集され、デジタル情報として可視化されていきます。遺伝子検査で自分自身の遺伝子情報を把握すれば、太りやすいといった特徴や、罹患の可能性が高い疾患を把握できるようになります。検査にも現在より侵襲度が低いものが登場するはずです。例えば実際に組織を採取して癌細胞の有無を調べる「生検」を行わなければ分からない癌の検査が、血液や尿など採取しやすい液体を調べるだけで異常を把握（リキッドバイオプシー）できるようになりそうです。これらは個人の健康情報としてビッグデータとしてまとまっていくでしょう。

　そして、このビッグデータを適切に判断する人材、いわゆるデータサイエンティストの存在も欠かせなくなっていきます。臨床現場の医師の役割は、生身の人間と向き合い、全人的に判断して治療する医師と、医学を理解し、身体診察の経験を踏まえて膨大なデータから異常部分を分析し適切に提案するデータサイエンティストの二本柱になっていくでしょう。患者は自分の健康に関心を持ち、自分だけでは判断に悩む場合は医療者からつながることができて、アドバイスを受けながら適切な健康増進ができればいいのではないでしょうか。ビッグデータを基に、その人に合ったオーダーメードの治療方針が提案されるようになると思います。また、患者が自身の健康に主体的に関わったり、医療に触れ合う機会が増えることは、日本医師会が提唱している「セルフケア」を進める方向になると思います。

　ここからは、現在の医療分野の課題を解決すべく登場してきた技術や取り組みを紹介しつつ、医療4.0への展望をさらに具体的にお話しします。

ウエアラブルデバイスで健康を管理

　医療業界では現在、生体のデジタルデータを収集するために身に着けるタイプのＩｏＴデバイスが様々登場しています。ウエアラブルデバイスといって、主流は腕に巻くタイプの腕時計型やリストバンド型と呼ばれるものです。体温や活動量、血圧、脈拍などを測定でき、製品としては、米アップルの「**アップルウォッチ**」やFitbit社の「**アルタ（Alta）**」、ドコモ・ヘルスケアの「**ムーヴバンド3**」などがあります。

リストバンド型デバイスによって生体データを取得するだけではなく、疾患へのアプローチに利用しようとするものも開発されてきています。東京慈恵会医科大学の高尾洋之先生は脳卒中の早期発見に、小林紀方先生（154ページ）が創業したクアドリティクス社はてんかん発作の予知に用いるデバイスを開発しています。海外に目を向けると、妊娠予測のために生体データを収集するデバイスもあります。

リストバンド型デバイスは、継続的に腕に巻いておくことが課題です。筆者も含め普段腕時計などを使わない人にとって、デバイスを24時間腕に巻いておくのは高いハードルになります。そのため、腕ではなく耳などの他の部位に着けるデバイスや、既に身に着けている肌着や靴、眼鏡などにセンサーを付加する開発が行われています。

肌着などの衣服にセンサーを付加する形で開発されている代表的なものが、東レの「**hitoe（ヒトエ）**」や東洋紡の「**COCOMI（心美）**」です。これらは微弱な電流を通す素材を用い、着ているだけで心拍数や心電図などの生体データが取得できるというものです。過重労働者における身体状況のチェックや寝たきり高齢者の管理、運動状態の把握などに活用されようとしています。眼鏡型のデバイスとしては、ジンズの「JINS MEME」が代表的です。眼鏡の鼻あて部分に電位センサーが埋め込まれており、目を動かしたりまばたきをしたときに発生する目の周りの微弱な電位変化を感知し、目の動きとまばたきによるデータから、眠気や疲労、集中度などを把握する取り組みが行われています。

ＩｏＴは、このような生体情報を獲得するデバイスだけでなく、住居に置いてある家電製品などにも対応していきます。例えば、夏になると熱中症になる人が増えますが、適切な室温管理などの住環境を整備すれば予防できるはずです。ＩｏＴデバイスを身に着けている人の生体データから住居のエアコンが自動的に調整されれば、熱中症を未然に防げる社会が訪れます。

このような話をすると、ＩｏＴによって人間が「管理」されることに嫌悪感を抱く人もいるかもしれません。実は筆者も、そう感じていた時期がありました。しかし、そう感じる方も、スマートフォンは肌身離さず持ち歩いているのではないでしょうか。携帯電話やスマートフォンも、登場した当初は「ＧＰＳ（全地球測位システム）で自分の居場所を管理されながら生活するなんて考えられない」と言われていましたが、今は持ち歩くのが当たり前になっていますし、グーグルマップ上に自分の位置が表示されるので便利に使っている人もいるでしょう。ＩｏＴデバイスによる健康データ管理も、携帯電話のＧＰＳ機能を使うかどうかを選ぶのと同じように、機能を使うかどうか個人で選択することになると考えています。

ここまで、ＩｏＴデバイスのメリットを話してきましたが、ＩｏＴデバイスを継続的に使うためのモチベーション確保は、まだ課題があるところです。自分の生体データを可視化して把握しておきたいと思っている人はごく一部であり、ＩｏＴデバイスで自分の健康データを計測することに、何かしらのインセンティブがなければ続きません。

ＩｏＴデバイスの継続使用に関するインセンティブの一例として、生命保険業界での活用を紹介します。インセンティブとして「お金」に着目したモデルで、東京海上日動あんしん生命保険の「**あるく保険（新医療総合保険　健康増進特約付加）**」では、生命保険の加入者にリストバンド型デバイスが貸与され、歩く歩数の達成状況によって保険料の一部が還付されるという仕組みです。他にも生命保険業界は健康に対する取り組みが進んでいます。自分が受けた健康診断のデータを生命保険の加入時に送ると保険料が安くなるという第一生命保険の「**ジャスト**」など、健康に対する意識を向上させる取り組みをしています。

ゲーミフィケーションが健康を導く

ＩｏＴデバイスの継続使用に関して、直接的なインセンティブに代わる一つのやり方が、ゲーミフィケーションです。２０１６年に社会現象にもなった「**ポケモンGO**」というスマートフォンゲームで遊んだことはあるでしょうか。スマホのＧＰＳの位置情報を使い、街中に現れるポケモンを捕まえたり、戦わせたりして遊ぶゲームです。ポケモンを探すためには出没しやすいとされる場所に実際に行かなければならなかったり、ポケモンの卵を孵化させるために一定の距離を歩かなければならなかったりして、ゲームを楽しむうちに運動効果が得られたケースもあるようです。

このように人を楽しませ、熱中させるゲームの要素や考え方をゲーム以外の分野に応用する取り組みを、ゲーミフィケーションといいます。例えば、お茶の水循環器内科（東京都千代田区）の五十嵐健祐先生（88ページ）が作成した「**おちゃないGO**」は、自院のポイントカードのような機能を持つスマホアプリです。おちゃないＧＯでは1万歩以上歩いた日が1カ月に10日以上あると、ポイントがもらえます。このポイントを集めると、オリジナルのマグカップやクッションと交換できます。患者にこのアプリを使ってもらっていたところ、自ら歩こうとする人が増えたとのことでした。まさに、ゲーミフィケーションにより、楽しませながら健康に導いている事例です。ちなみに、お茶の水循環器内科でポイントによる商品の交換で一番人気なのは「ゴールド診察券」だそう。ゴールドになっても、もちろん患者への対応は変わりませんし、診察代がお得になったりもしません。保険診療を行う医療機関は、医療法だけでなく「療養担当規則」というルールを守らなければなりませんので、医療機関での支払い費用にポイントを代替するといったことはできないからです。ですから、メリットといえば「自分はしっかり歩いて健康に気を使っているんだ」と受付の人に自慢ができることくらい。しかし、これが一番人気というところが、人間の承認欲求というインセンティブ設計を示唆していると考えています。

ゲーミフィケーションを超え、健康に導くためのゲームを直接開発する医師もいます。日本うんこ学会を運営している石井洋介先生（94ページ）は、大腸癌などを早期発見するためのスマホゲーム「**うんコレ**」を制作しています。これは、擬人化した腸内細菌が敵と戦うバトルゲームです。通常のスマホゲームには、ゲームを有利に進めるため、お金を払って強いアイテムやカードを買う「課金」という仕組みがあります。一方、うんコレでは課金の代わりに毎日の排便を報告することで、ゲームを有利に進めるアイテムなどを入手できるのです。バトルで敵に勝ってゲームを進めたい人は、自分の排便状況や便形状を登録します。異常の疑いがあれば、受診勧奨などの警告が出される仕組みです。

大腸癌をはじめとする消化管疾患は、血便など排便状況や便形状の変化から早期発見できることが知られていますが、その排便報告を「自身の健康のため」ではなく、「ゲームを進めるため」というモチベーションで行わせようとしているのがうんコレです。今までは、「癌について知る→予防につながる動きをする」だったのが、「(知識はなくても)予防につながる動きをする→癌が予防された」という順序になる点がとても興味深いところです。

医療情報の非対称性を是正する

このように、医療の裾野を広げ、今まで医療と触れ合う機会が少なかった人に情報を届ける試みとして、堀江貴文氏などが参画して、筆者もプロジェクトの立ち上げに関わった予防医療普及協会の取り組みもあります。胃癌の早期発見のための「**ピ**」や、大腸癌を早期発見するための「**プ**」というプロジェクトです。「ピ」では、胃癌の原因となるピロリ菌が自分の体内にいるかどうかをまず知ってもらうべく、ピロリ菌検査を行うことを呼び掛けました。胃癌予防のためのピロリ菌検査や除菌には賛否両論がありますが、ピロリ菌陽性となった場合にどう対処するかを考えるきっかけづくりとして有用だと思っています。

ピロリ菌除菌に限らず、治療にはメリットとデメリットが存在することを十分に伝えた上で、患者本人が治療方針などを選択できるようにすることが、今後さらに重要になると考えています。その意味で、医学を学んだ医師の持つ情報量と、学んでいない非医療者の情報量に差がある状態はできるだけなくさなければならない課題の一つです。この状態のことを、「情報の非対称性」といいます。

ただし、非医療者が医師と同じように多くの疾患の特徴を理解し、自ら疾患を診断したり、適した治療戦略を選択できるようになるのは難しいと思っています。医師は、医学部で6年間医学を学ぶだけでなく、医師になってからも診察・診断や治療の選択を主体的に行う修練を重ねますし、完全には言語化できない経験知もあります。筆者も厚生労働省に出向して一時期臨床を離れるまでの10年間、手術がうまい医師の手術動画を見たり、日本各地の医療機関を尋ねて実際の手術を見学して学び続けていました。しかしどれほど一生懸命勉強しても、医学部を卒業したばかりの医師と、30年臨床に携わってきた熟練の医師とでは、知識や経験値に差が生じます。手術を見学しても、そのときの自分の習熟度によって理解度が異なったり、重要度が分からずに「知」が伝承されないといった課題があります。

こうした課題は、AIが熟練の医師の「知」を記録することで解決するかもしれません。

熟練の医師の動きや治療選択を客観的にデジタルデータとして収集できれば、匠の技を後世に正確に伝えることができると考えています。一年目の医師でも熟練の医師と同じ、高い質の医療を提供できる可能性もあります。

これが今、医療分野で考えられているＡＩの活用の主流です。２０１７年６月に厚生労働省がまとめた「保健医療分野におけるＡＩ活用推進懇談会」の報告書では、ＡＩ開発を進めるべき重点六領域が挙げられました。実用化が比較的早いと考えられる領域として、（１）ゲノム医療、（２）画像診断支援、（３）診断・治療支援、（４）医薬品開発の４分野が、実用化に向けて段階的に取り組むべき領域として（５）介護・認知症、（６）手術支援の二分野が挙げられています。

ゲノム医療で個人を見える化

実用化が比較的早い領域に挙げられた（１）ゲノム医療とは、生命の設計図であるゲノム（全遺伝情報）を利用した医療のことです。遺伝子の塩基配列を高速で調べられる次世代シーケンサーを遺伝子解析に使うことで、１００種類以上の癌関連遺伝子を一度に調べたり、将来起こり得る疾患を把握したり、薬の効きやすさや副作用を予測するなどのゲノム医療が進展すると考えられています。２０２０年までには個人が自身のゲノム解析をする時代となり、個々のゲノム解析の結果をＡＩが分析し、日常診療に活用することも想定されています。今までは「体質の差」と一言で片付けられてしまっていた個人差の背景が、遺伝子解析によって分かるようになってきました。２０１３年に、米国の女優であるアンジェリーナ・ジョリー氏が乳癌の予防のために両側の乳房切除（乳腺切除）を行い、大きな話題を呼びました。これは、乳癌の発症リスク因子として知られるＢＲＣＡ遺伝子の変異が認められたためでした。これから起こるかもしれないと予測された疾患に発症前に対処するというのは、医療の一つの新しい形で、「予測医療」と呼ばれたりします。あくまで「これからかかるかもしれない病気」は現時点での研究から導かれたリスクであり、確実にかかるとはいえません。また、既存の研究発表の多くは白人のデータであり、その結果が黄色人種である我々にそのまま当てはまらない場合もあります。個人の遺伝子情報で変異を検出したとしても、それがどのように疾患に結びつくのか分かっていないものも多くありますが、今後研究が進み分かったことが増えれば、予測医療が進展する可能性があります。

また、ゲノムの異常をほぼピンポイントで修復したり、不要な遺伝子を破壊したりするゲノム編集技術も可能になるとされています。例えば現在、ゲノム編集ツールとしては「**クリ**

スパー・キャス９」が主流となっています。クリスパー・キャス９は、目的の遺伝子を狙う精度は高いのですが、それでも狙った場所以外の似た遺伝子配列を切断したり、狙っていない遺伝子を改変してしまうリスクはゼロではなく、安全性は確立されていません。そこで、エディジーン社では遺伝子を「切らない」など、独自に安全性の高いゲノム編集技術を開発しています。ゲノム編集技術は、現在最も新技術の開発競争が激化している分野の一つです。

ＡＩによる画像診断のためにはまずデータベースの構築を

次に挙げられていたのは（２）画像診断支援です。日本は諸外国以上にＣＴやＭＲＩなどといった診断系医療機器の台数が多いことが知られています。しかし、その画像は医療機関に帰属するデータのために集積が進んでいません。そこで放射線や病理、内視鏡や眼底写真などの質の高い画像データを学会などが主導して集めて画像データベースを作り、その画像データベースにディープラーニング（深層学習）を活用することで疾患の候補を挙げるソフトウエアを作って、画像診断の支援に取り組んでいます。例えばＣＴやＭＲＩといった医療画像では、ＡＩ技術を自社開発するエルピクセル社が、画像サーバー上に保管された医療画像の異常部位を検出して医師の診断を支援するという取り組みを行っています。富士フイルムの画像診断を支援するＡＩ技術「REiLI（レイリ）」との提携も発表されました。病理画像の診断支援では、産業技術総合研究所（産総研）をはじめ多数の施設で病理画像診断ソフトの開発が行われています。内視鏡では、国立がん研究センターとＮＥＣが内視鏡検査時にリアルタイムで大腸癌および前癌病変（大腸腫瘍性ポリープ）を検出するシステムを開発しています。ＡＩメディカルサービス社でも、大腸や胃の内視鏡画像から癌を検出するソフトウエアを開発しています。

肉眼で見える皮膚疾患に関しても、京セラコミュニケーションシステムと筑波大学が皮膚の画像所見から皮膚疾患の候補を挙げて診断支援に取り組むことを発表しているほか、多数の企業が開発を行っています。皮膚科領域は、２０１７年1月、悪性黒色腫の診断においてＡＩによる自動診断は皮膚科医と同等の精度だったことがNature誌で報告されるなど、世界的にＡＩの活用が進んでいます。

筆者の専門である眼科領域では、眼底画像から自動診断する取り組みが世界各地で行われています。米国では、眼底画像から糖尿病性網膜症を自動診断するソフトウエア医療機器が２０１８年4月に米国食品医薬品局（ＦＤＡ）に承認されています。眼底画像をクラウド上にアップロードすると、ソフトウエアが自動診断を行う仕組みです。画像診断に関して、日本は出遅れていると言わざるを得ませんが、日本眼科学会も各医療機関が有する画像データを収集し、データベース化を進めており、動きがないわけではありません。このデータベースでAIを活用し、眼科医の診断支援を進めようという考えです。眼底の色調は、肌の色同様人種によって多少の差があるため、欧米の画像データには少ない黄色人種特有の画像データ向けにソフトウエアを開発できれば、アジアを中心に勝機があると考えられています。

AI問診で医師の業務負荷が軽減

（3）診断・治療支援の領域では、以前よりも患者の検査項目が増えたことで、医療者が判断しなければならない医療情報が増大したこと、そして医師の分布の地域偏在や診療科の偏在、稀少疾患を診断できる医師の偏在などの課題を解決するために、問診や一般検査を用いたAIの開発が進められています。代表的な例が、米IBMが開発した「Watson（ワトソン）」を活用して自治医科大学が開発している総合診療支援システム「**ホワイト・ジャック**」です。患者が自身の症状をタブレットで入力すると、その予診内容が電子カルテに要約され、自動転送されます。ホワイト・ジャックは患者の入力内容や問診情報から、可能性の高い鑑別疾患とその確率、鑑別に必要な検査項目、過去に同じ疾患と診断された患者が処方された薬剤名を列挙する仕組みです。予診・問診の情報だけでなく、患者の顔色や身体特徴を入力したり、患者と医師の会話情報も含めることで、診断効率をさらに高める試みもなされています。

こうしたシステムを導入すると、医師が問診項目をカルテに入力する労力が減りますし、どの医師でも一定の質が担保された診療が可能になります。また、自分の専門とする診療科以外の疾患に対しても適切な判断ができたり、専門医に紹介する判断がしやすくなります。処方薬情報も反映されれば、候補として挙げられた疾患に処方が推奨されている薬剤名が表示されたり、患者が既に処方されている他の薬剤との飲み合わせや禁忌チェックなども自動で行われるため、安全性も向上します。

同様の取り組みを行うベンチャー企業が、問診・病気予測アプリ「**Ubie（ユビー）**」を開発すべく阿部吉倫先生（82ページ）が創業したUbie社です。Ubieは、アプリ上で選択された問診結果を独自のアルゴリズムで要約してカルテに反映させます。既に医療機関への導入が始まっており、医師の業務の縮小につながっていると報告されています。厚生労働省がまとめた「保健医療分野におけるＡＩ活用推進懇談会」の報告書で示されたロードマップによると、問診を活用した診断・治療支援は、２０２０年には頻度の高い疾患で、２０２１年には比較的まれな疾患でも問診によって診断・治療支援が行えるようになるとされています。近い将来、単なるカルテの電子版だった電子カルテが、ＡＩ問診を活用することでカルテ記載の業務時間を短縮できる可能性があります。

問診の場は医療機関から家庭へ

問診に関してより詳しく説明すると、現在は医療機関に行ってから予診や問診をしますが、こうした内容の入力は医療機関内だけで行われる必要はありません。ウェブサイト上にＰＤＦ形式で問診票を掲載しており、受診前の記入を勧める医療機関は現在でも既にたくさんあります。このＰＤＦが、今後はまずチャットやアプリに代替されていくのではないでしょうか。吉永和貴先生（２５０ページ）が代表を務めるフリクシー社では、ＬＩＮＥを使い、チャット形式で受診前に問診を行う「**メルプＷＥＢ問診**」を開発しています。メディカルローグ社も「**pre put（プレプット）**」という医療機関向けのアプリを展開しており、選択形式で問診内容を入力できるようになっています。

将来的には、タブレットやチャット形式での問診もＡＩスピーカーで代替されると考えています。医療機関にかかる回数の多い高齢者の中には、スマホやタブレットでの入力に馴染みがない人もいますので、スピーカーでの入力はとても歓迎されると思います。さらに先になれば、患者が受診前に自宅のＡＩスピーカーに現在の症状などを話しておくと、受診時には医療機関のカルテに反映されているという時代が来るかもしれません。また、前述のＩｏＴなどと合わせて日常生活もセンサリングされれば、体温や行動、昨日の食事メニューの情報までもが医療機関に送られます。事前のＡＩスピーカーによる問診とＩｏＴデバイスによる生体データ、住環境の情報などを基にすれば、さらに患者個人に最適化した医療提供を行えるようになるのではないでしょうか。森維久郎先生（２４４ページ）のように、ＡＩスピーカーを用いたプロダクトを個人で開発する医師も登場してきています。

セルフケアをAIがサポート

自宅でＡＩスピーカーに自分の症状を伝えるといったことが一般化していけば、医療機関向けだけでなく患者向けのサービスも必ず登場してきます。例えば、今の症状で医療機関を受診した方がいいのかどうか、薬局で販売されている市販薬を内服するならどれがいいのかといった提案をするサービスです。現在は、かぜをひいたら薬局に行き、薬剤師に自分の症状を伝えて市販薬を選んでもらうという場面がありますが、この薬剤師の役割がＡＩに置き換わるイメージです。ＡＩが、一人ひとりのセルフケアをサポートするようになるでしょう。

この領域は現在、遠隔医療相談として各社が取り組んでいます。眞鍋歩先生（２２６ページ）が共同創業したMediplat（メディプラット）社の「**First call**」や、橋本直也先生（２０８ページ）が設立したKids Public社の「**小児科オンライン**」、メディカルノート社の「**Medical Note 医療相談**」、ＡＧＲＥＥ社の「**ＬＥＢＥＲ（リーバー）**」などです。各社とも、健康状態に困った人がチャットやビデオ通話を活用して医師や医療者とつながり、相談者の状態から一般的な対処法を伝え、相談者の判断を助けるサービスを開発しています。寄せられる医療相談のうち、頻度の高い内容はその質問と回答がビッグデータとして蓄積されていきますので、将来的にＡＩによる返答ができるように考えられていると思います。

健康医療相談サービスは現在、企業の福利厚生として導入されるケースが多くなっています。これまで企業の福利厚生サービスにおける健康相談で多かったのは「何か気になることがあったら24時間お電話を」という形式のものでした。今は、皮膚などの病変を実際にどのようなものか口頭で説明するよりも見た方が早くて正確だからという観点から、ビデオ通話などを用いるサービスに置き換わってきています。他には、海外駐在員向けサービスや海外旅行用の保険サービスの一つ、新築マンションの購入者やカードの利用者特典として導入されることもあります。

医師以外が対応する医療相談サービスとしては、HIKARI Lab社の「**ココロワークス**」やcotree社の「**cotree（コトリー）**」が臨床心理士によるカウンセリングサービスを提供しています。他に、ファミワン社の「**famione（ファミワン）**」では不妊症看護認定看護師にチャットで相談ができますし、産婦人科医である柴田綾子先生（166ページ）が作った「**ラッコの妊娠相談室**」ではLINEのチャットボットで手軽に妊娠や性感染症の相談ができます。また、白岡亮平先生（172ページ）が代表を務めるメディカルフィットネスラボラトリー社の「**ask365**」は、看護師だけでなく栄養士や理学療法士など多くの医療者が医療相談サービスを提供しています。

AIによって加速する新薬開発

（4）医薬品開発でも、AIによって新薬開発における時間の短縮やコストの低減が期待されています。従来、新薬は候補となる化合物の組み合わせを総当たりで試して当たりを探すというイメージで開発されるのが一般的でした。そのため、新薬開発には莫大な時間と費用がかかっており、投資に見合う金銭的リターンがない分野の薬剤は開発が進まない現状がありました。ところがＡＩによる医薬品開発では、化合物のビッグデータから化合物の側鎖を変更した場合の化合物の効果や副作用を予測し、新薬の候補となる化合物を絞り込めます。こうした需要から、製薬企業もデジタルヘルス分野に続々と参入していますが、ＡＩによる開発のためには技術者が不足しているといった課題が挙げられています。とはいえＡＩの技術者が不足しているのは保健医療分野だけではありません。まずはＡＩにおける新薬開発の分野ではＡＩ人材の確保として、既にＡＩの技術者を擁しているＩＴ企業と製薬企業のマッチングニーズが高まっています。塩野義製薬や旭化成ファーマはディー・エヌ・エー（DeNA）と、田辺三菱製薬は日立製作所とＡＩ活用の新薬開発で協業を開始しています。また、理化学研究所や京都大学、ＩＴ企業など約90機関で構成される「ライフ・インテリジェンス・コンソーシアム（ＬＩＮＣ）」でも創薬専用のＡＩ開発を進めていて、武田薬品工業や田辺三菱製薬、塩野義製薬などが参加しています。

ケアプランの作成やユマニチュードのコーチをＡＩで

（5）介護・認知症の領域では、高齢者の自立支援の促進や介護者の業務負担の軽減などにおいてＡＩを活用することが求められています。例えば介護分野では、シーディーアイ社は、ケアマネージャーが策定するケアプラン（高齢者の自立を促す介護計画）をＡＩで作成することに取り組んでいます。1万件の介護保険データをＡＩに学習させており、利用者の要介護度など必要項目を入力すると、ケアプランの原案が提示されるというサービスを開発中です。また、ウェルモ社もケアプラン作成に必要な幅広い専門職（介護福祉士、看護師など）の知見を取り入れたＡＩを開発しています。これは、ケアマネージャーが利用者に正確になぜこのケアが必要か、どういうサービスが近所に存在するのか、予算はどれぐらい必要かを話せるようなケアプランの作成の補助システムです。エクサウィザーズ社は認知症のケア技法の一つであるユマニチュードを学習するための「**コーチングＡＩ**」を開発しています。「見る、話す、触れる、立つ」という四つの要素がどのように実践されると介護拒否が行われないか、介護の様子を撮影した動画をＡＩで解析しています。

認知症分野では、日本テクトシステムズ社は、医療機関向けの認知機能検査実施や経過観察支援システムとして「**D-cloud Pro**」、自治体や薬局向けのＭＣＩ（軽度認知障害）検査実施や経過観察支援システムとして「**D-cloud Navi**」というサービスを提供しています。ＭＣＩや認知症の膨大な検査結果や経過観察をデータベース化しており、現在の状態の検査だけでなく、今後どのように進行するのか予測することもできるシステムです。進行度の予測だけでなく、薬剤投与などによって予測がどれだけ変化するかを示すことで治療効果の判定もできるようになってきています。

患者の生命予後の改善が期待されるロボットによる手術支援

（６）ＡＩによる手術支援では、麻酔医のための麻酔支援ＡＩプログラムや、自動手術支援ロボットが想定されています。麻酔支援ＡＩプログラムとしては、手術時のデータと、経過情報や合併症発生などの予後データを組み合わせてＡＩに学習させることで、合併症を回避したり成功確率の高い手術の選択ができるようになったりすると考えられていて、患者の生命予後の改善が期待されています。医師の暗黙知となっていた手術中の意思決定を客観的なデータにしたり、術中に患者の容態が急変することを予測してアラートを出すなど、麻酔科医の支援にもつながると考えられています。

ただ、海外では手術や検査の際に麻酔科医の代わりに患者の状態を常に監視して、麻酔薬のプロポフォールを適切な量投与するアルゴリズムを搭載したロボット「Sedasys」を米ジョンソン・エンド・ジョンソンが製造していましたが、仕事を奪われることを懸念した麻酔科医から反対され、病院や診療所での導入が進みませんでした。日本においては現在も麻酔科医不足で、一人の麻酔科医が複数人の麻酔を担当することもあります。こうした麻酔支援AIプログラムにより、一人で担当できる症例の数が増えるようであれば、麻酔科医の確保に困っている公立病院などから導入が進むことはあり得ると考えています。

手術支援ロボットとしては、「**da Vinci Surgical System（通称：ダヴィンチ）**」など外科医が操作するロボットとして実用化されているものもありますが、ディープラーニングを応用してロボットが術野の画像を認識することで、手術に関する運動機能の習熟が可能となり、自動化にもつながる可能性があります。

ディープラーニングでは、一定の視野で撮影された動画データがあると学習が進みます。そのため腹部の開腹手術などに比べ、これらの手術支援ロボットや顕微鏡などを使う手術から自動化が進むのではないでしょうか。

動き出した「オンライン診療」

現在、日本ではオンライン診療（遠隔診療）が始まっています。医療機関で医師の診療を受ける際と同様、リアルタイムのビデオ通信などを通じて、オンライン上で診療を受けることが可能です。ウエアラブルデバイスで計測した血圧や脈拍、歩数などのデータを共有しながら診察を行うこともできます。今まで医療機関に行かなければ受けられなかった診察が、患者の持っているスマートフォンやパソコンから受けられるようになっているのです。

リアルタイムでビデオ通信を行うことに関しては、オンライン診療では個人情報を扱うため、セキュリティーを確保した通信手段を用いることなどが２０１８年3月に策定された「オンライン診療の適切な実施に関する指針」に定められています。セキュリティーが担保されたリアルタイムのビデオ通信を手軽に活用する方法として、医療機関を対象としたオンライン診療用のビデオ通信システムを10社以上が開発しています。多くは診療の予約と診察のためのビデオ通信、診療費のオンラインでの支払いや薬の配送支援までが含まれたサービスを展開しています。現在、ＭＲＴ社の「**ポケットドクター**」、メドレー社の「**CLINICS（クリニクス）**」、原聖吾先生（２１４ページ）が創業した情報医療社の「**curon（クロン）**」、インテグリティ・ヘルスケア社の「**YaDoc（ヤードック）**」などのサービスが、日本全国で合わせて約２０００の医療機関に導入されています。日本の約10万件あるとされる診療所の数と比べると、この導入件数は2％程度ということで、今後さらに導入施設は増えていくと予想されています。

オンライン診療は、通院が困難な寝たきりの人や、自覚症状が乏しく、つい治療を中断してしまう糖尿病や高血圧などの生活習慣病患者に対しとても有用です。医療機関を受診すると、長時間待たされるわりに診療時間は短いため、治療を継続するモチベーションが低下してしまう患者でも、オンライン診療ができることで医療機関を受診しやすくなり、治療中断が減ると考えられています。また、近くに医療機関がない地域や疾患の専門医が近くにいない地域でも、オンライン上で専門医の診察を受けられれば、医療の質の地域格差を解消できるかもしれません。さらに在宅医療の場面では、医療者の長距離移動による負担を軽減することも可能です。こうしたことから、オンライン診療は患者にも医療者にもメリットとなることもあり、広がってほしいと考えています。

ただし、医療現場にオンライン診療が普及する際には、いくつかの課題があります。一つ目はツールの課題です。パソコンやスマートフォンを使うため、高齢患者が使いにくいというのは想像しやすいと思いますが、これは医療機関側の導入障壁にもなっています。医師は高齢になっても仕事を続ける人が多い職業です。医師の就労率（特定の年齢で何%が現役で働いているか）が50%になるのは72歳とされています。端的にいうと、72歳になっても半分の医師が現役で医師を続けているということです。一般的に、高齢の人ほどスマートフォンやパソコンとの親和性が低いので、なかなか使いたがりません。ですから、高齢の医師が院長として一人で診察しているクリニックなどでは、スマホやパソコンが主体となるオンライン診療のシステムは導入が難しくなる場面が多いのではないかと考えます。

二つ目の理由は、医療現場は慢性的に忙しいということです。開業直後のクリニック以外は、いい医師が医療を提供していれば自然と通院患者が増え、待合室の椅子に座りきれないほどになることが普通です。クリニックでは、待ち時間が長くなってきて患者に申し訳ないと思う半面、待合室でたくさんの人が待っていて前の人の診察が終わったらすぐに次の人が入ってくるというように、回転率を高めた方が経営効率は良くなりますから、常にたくさんの患者を集めようとします。また、オンライン診療の運用に慣れるまでの初期の導入コスト以上に、医療機関は一般的に変化を嫌うということが高いハードルとなります。業務のフローが変わる場合は特にその傾向が顕著になります。小さいクリニックであっても看護師をはじめとするコメディカル、受付の方を含めて共通で理解してもらう必要があり大変なのです。逆に言うと、医療現場は変化の余白を取れないくらいに慢性的に忙しいということであり、医療機関の働き方に対しての対応も求められています。

三つ目は、コストパフォーマンスの観点です。現在の保険診療の制度では、今まで通り医師と直接会って対面診療したときに比べ、オンライン診療を行ったときは診療報酬（保険点数というその医療行為に対して支払われる価格）が低くなることです。対面診療で話したり確認していたことを、オンライン診療で省略するわけではないので、診察時間はどちらも同じ時間だけかかります。そのため、オンライン診療でも対面診療でも時間は同じくらいかかるのに、医療機関の売り上げは下がってしまうという実情もあります。この課題がネックとなって、オンライン診療を導入しないと決めた医療機関もあります。

オンライン診療は、保険診療と自費診療のどちらでも行えます。ただし、2018年4月の診療報酬改定によって保険診療でオンライン診療ができる疾患が決まってしまいました。糖尿病や高血圧などの慢性疾患はオンライン診療ができるのですが、眼科や耳鼻科、泌尿器科や整形外科などの疾患では保険診療でのオンライン診療がほとんどできません。筆者は、患者が医療を受けやすい環境を整備するために、オンライン診療がさらに幅広い疾患で使えるようになることを求めています。

オンライン診療は、2018年4月に保険診療として診療の項目に登場し、やっと認められたといえる段階です。課題も多く、制度としてはまだまだ完成されたものでもないですし、技術革新とともに制度も変わっていくべきと考えています。2030年には、オンライン診療は必ず一般的な診療スタイルとして選択肢に入ってくると考えています。もちろん、対面診療がなくなるわけではありませんが、医師が対面診療と同等の質でオンライン診療を提供できることが示されれば、診療のオンライン化はさらに進むと考えています。

ポスト5G時代のオンライン診療

このような方向性として自分が期待しているのが、次世代の通信環境「５Ｇ」です。５Ｇは、２０２０年ごろには現在の４Ｇから発展した形で日本に登場するとされています。「大容量の遅延がない高速通信」が特徴で、現在の４Ｇに比べ、通信速度は１００倍です。通信容量も１平方キロメートルあたりの同時接続数が１００万台。現在の４Ｇは10万台なので、10倍となります。そして、人間が体感できるほどのタイムラグは生じないとされています。今までオンライン診療をしたり、オンライン上での会議などで４Ｇの通信を活用していても、通信の遅れや途切れを不便に感じたことがあると思います。これが改良され、通信がスムーズになって、画像も高解像度でやり取りできるようになるのが５Ｇでのネットワーク環境です。

５Ｇになると、医療業界以外でもオンライン会議が増え、当たり前のように会話のオンライン化が進むと思います。都市部は、満員電車や交通渋滞などにより、通勤が大変です。５Ｇ環境では、会社で直接会わなくても画面を通じて相手が目の前にいるような感覚が得られるようになり、顔を合わせるために会議を設定して集合することが減るのではないでしょうか。これは政府が推進する働き方改革のリモートワークとも親和性があるため、この方向性になることは間違いないと考えています。社会でオンライン会議が一般的になれば、医療機関の受診にも使われるようになると思っています。オンライン診療は、5Gの流れを受けて、さらに加速すると期待しています。

5Gは、今は難しいとされている遠隔での触診をも可能にするかもしれません。人間が「触る」感覚を代替する技術は少しずつ実用化されてきています。デジタルハリウッド大学大学院の木野瀬友人氏らは、いざ介護に関わることになったときに介護対象者の便に抱く抵抗感を軽減するべく、映像と触覚を組み合わせたプロダクト「**触覚体験うんこツンツン**」を発表しました。物を触った際の感覚を再現できる3次元力覚入出力デバイス「Geomagic Touch」を指に装着し、映像上に便を表示して指の動きと映像を一致させて触感を錯覚させることで、擬似的に便を触る体験を可能にしています。この技術の進化と、5Gの高速大容量・低遅延の通信が合わされば、距離を問わず、触覚の情報を送ることが可能になるのではないでしょうか。視覚、聴覚、そして触覚。さらに嗅覚も送れるようになれば、本当に瞬間移動したかのように判断できるようになるでしょう。

5Gによって到来する医療の未来

このような微細な感覚まで送れるようになると、遠隔地での手術も可能になるかもしれません。先ほども登場したダヴィンチは、日本で2009年に医療機器として承認された内視鏡下手術支援ロボットで、身体に数カ所開けた1㎝程度の小さな穴から内視鏡や治療器具を差し込んで手術します。患者がいる手術室から離れたところに有線でつながれたコックピットがあり、その中で医師が内視鏡で撮影した映像を見ながら手元のレバーを操作すると、指の動きが手術室のアームに伝わります。術者がメスを手元で5㎜動かすと、実際の術野では1㎜動くように設定したり、手振れを補正する機能もあるため、人の手で行うよりも細やかで確実な手術が行われると期待され、医療現場で活用されています。コックピット側の執刀医の動きとアームの動きに時差が生じると危険なので、現在は有線でつないでいますが、5Gになれば直接つなぐ必要はなくなるかもしれません。そうなれば、手術室の近くで操作を行う必要もなくなるのです。例えば「ゴッドハンド」と呼ばれるような手術のうまい医師が、例えば自宅内に手術用の部屋を作り、手術の時間になったら東京の部屋から北海道の患者の手術を行い、終わったら次は沖縄県の患者の手術を行う――なんていうことも可能になりそうです。ゴッドハンドの医師は移動時間を削減でき、代わりにさらに多くの患者を救ったり、後進の指導に当たることができるようになるのではないでしょうか。手術支援ロボットにＡＩが搭載されていれば、万が一、通信障害などが生じ、コックピット側の入力と違う動きが通信されてしまった場合も、患者側の手術ロボットに内蔵されているＡＩが不適切な動きだと判断をして動きを制御するなど、大事に至らない保険となる可能性があります。

５Ｇが到来し、タイムラグなく通信できるようになれば、現在行っているダウンロードという行為自体もほとんどなくなると考えられます。というのも、ダウンロードは現状、通信しながらソフトや動画などを動かす際に、うまく動かずに止まったり、進まなくなってしまうことがあるために行うものだからです。５Ｇで通信量が大容量になれば、ダウンロードを介さずに通信で全てを行えるようになる可能性があり、全てがストリーミングになる文化に変わるのではないかと考えられます。その結果、ソフトウエアを端末側でアップデートするという場面も極端に減るでしょう。例えば今はスマートフォンのゲームアプリをサクサク動かそうとすると、通信ではタイムラグが生じて待つことがあるためダウンロードしておく必要があるのですが、端末にダウンロードすることなくオンラインゲームとして遊べるということです。医療分野における５Ｇの恩恵は、アップデートの手間が減ることです。現在は「ＡＩ搭載医療機器」という単語があるように、ＡＩのソフトウエアは医療機器に搭載して使用することが考えられています。そのソフトウエアを学習済みのものにするのか、稼働後さらに学習するソフトウエアにするのかという議論はあるものの、とにかくソフトウエアが医療機器に搭載されていることが想定されています。この場合、さらに精度の高いＡＩの画像診断ソフトが登場したときは、医療機器それぞれにアップデートを行う必要があると考えられていますが、これも今後変わっていくと考えています。

自動車の自動運転も、現在は各自動車に自動運転プログラムを搭載していますが、今後は個々の自動車に搭載するのではなく、自動車会社の本部に作られている精度の高い自動運転プログラムと常に通信をしながら自動運転が実行されるという未来が描かれています。同様に、医療機器でも個々の医療機器において医療ソフトウエアのバージョンを管理する必要がなくなり、本部で精度の高いプログラムを完備して、本部と通信することで誰もが常に最新のソフトウエアを使えるようになると考えています。

ＶＲ、ＡＲを活用した医療サービス

コミュニケーションの形が変わると考えられる技術に、ＶＲやＡＲがあります。これは、医学教育や治療、手術支援などの医療領域で活用されると考えています。まず医学教育としては、VRによる疾患体験が行われています。例えば、高齢者住宅を運営するシルバーウッド社が提供する「**VR認知症**」は、認知症の中核症状をVRで体験するコンテンツを、ヤンセンファーマは、統合失調症の幻聴が疑似体験できるコンテンツを制作しています。いずれのサービスも、自分がその疾患を有しているような「一人称」の体験できることがポイントです。VRを治療に活用する方法としては、手足を失ったにもかかわらず手足に痛みを感じる幻肢痛を対象とした研究を東京大学が行っています。VR上で失われた手を復元し、自分がその手を動かしているかのような体験を繰り返すことで、難治性の幻肢痛を軽減しようというものです。これは、幻肢痛は失った手を動かせるイメージができる人ほど現実の痛みが弱いという研究結果から導かれた治療法です。また原正彦先生（220ページ）が代表を務めるmediVR社は、VRを使ったリハビリテーションを治療として提供しています。利用者がゴーグルを着けて座ると、VR空間上で上からブロックが落ちてくるのが見えます。手を伸ばして、目の前に落ちてくるブロックをキャッチしようとして体幹のバランスを鍛えることで、リハビリを行うことを狙っています。これまでのリハビリでは、「ここまで手を伸ばしてください」と定性的な指示をしていましたが、VRを用いたリハビリではプログラミング次第で定量的に行えるという点が画期的です。

ＶＲによる手術支援としては、HoloEyes（ホロアイズ）社の「**HoloEyesXR**」が挙げられます。患者個別のＣＴ画像のファイルをサイト上でアップロードするとＶＲ／ＭＲ用のアプリを自動生成してくれます。ＶＲやＭＲで臓器が立体的に再現されるので、手術前の手術計画を立てる際や術中に医師同士で空間上の臓器を見ながらコミュニケーションを取れるなど、医師の手術支援ツールとなっています。

手術や介護で本領を発揮するロボット活用

手術支援は、ロボットの領域でも進んでいます。現在、医療領域でのロボット活用は、手術支援と介護支援に大別できます。手術支援ロボットとして最も有名なのは、先ほども登場した内視鏡下手術支援ロボットのダヴィンチです。他には、リバーフィールド社の「**EMARO（エマロ）：Endoscope MAnipulator RObot**」があります。執刀医の頭にジャイロセンサーを装着し、頭を動かすと内視鏡を操作できるようにしてあり、執刀医自らが望む術野の画面に変えられるため、効率的な手術が可能になっています。これは医療現場、特に外科での人員の効率化にもつながるものです。外科の内視鏡手術では、執刀医が手術中に見たい部位にカメラを向ける役割を担う医師（スコピスト）が存在します。執刀医の両手がふさがっているため、三本目の手としてスコピストが手術に参加しますが、執刀医が自ら見たい部位に内視鏡を合わせることができれば、内視鏡を保持する役目を担っていた医師が他の仕事をできるようになります。現在は、最初に内視鏡手術に熟練した医師が適切な術野に視野を合わせて手術を始めますが、今後はロボットがオートフォーカスするようになるかもしれません。医師の熟練度によって成果に差が出る作業でも、ロボットなら均一にすることが可能ですので、より良い医療を社会全体に提供することにつながります。

介護領域に登場する移乗や見守りの支援ロボット

介護支援ロボットとしては、厚生労働省や経済産業省が優先的に開発・普及を進めたい介護支援ロボットの分類を「ロボット技術の介護利用における重点分野」にまとめています。それによれば、（1）移乗介助、（2）移動支援、（3）排泄支援、（4）認知症の方の見守り、（5）入浴支援、（6）介護業務支援に分類されています。

移乗介助とは、介護者をベッドなどから移動させるときの介助のことです。介護支援ロボットは、装着型と非装着型に分けられます。装着型は介助者のパワーアシストを行う介護ロボットで、サイバーダイン社の「**ＨＡＬ腰タイプ介護支援用**」やイノフィス社の「**マッスルスーツ**」

などがあります。非装着型は、介助者が抱え上げるときにベッド側が動いたり、抱え上げることをアシストしてくれるロボットのことです。移動支援は、文字通り歩行することを支援するロボットで、装着型ではサイバーダイン社の「**ＨＡＬ福祉用下肢タイプ**」や今仙技術研究所の「**ＡＣＳＩＶＥ（アクシブ）**」、歩行器型ではRT.ワークス社の「**ロボットアシストウォーカー**」などがあります。排泄支援としては、超音波で膀胱のサイズを計測して排尿を予測し、的確なタイミングでトイレに誘導するトリプル・ダブリュー・ジャパン社の「**DFree**」があります。認知症の方の見守りとしては、高齢者とのコミュニケーションを取るロボットとして、富士ソフト社のＡＩ搭載対話ロボット「**ＰＡＬＲＯ（パルロ）**」やNTT東日本の「**Sota**」、オリィ研究所の「**OriHime（オリヒメ）**」、そしてソフトバンクの「**Pepper**」などがあります。

介護施設には、転倒検知センサーなどがついた見守り支援用介護ロボットが登場しています。マットレスの下にセンサーを設置し、寝返りや呼吸、心拍数などを測定するパラマウントベッドの「**眠りＳＣＡＮ**」や、３Ｄセンサーで動きを見守るシステムなどが展開されています。他にも、高齢者が定刻通りに服薬したかを確認する服薬支援ロボットなどもあり、介護領域には様々なロボットが進出してきています。現在は用途が細分化されているロボットですが、将来的には一つのロボットが複数の働きをできるようになると筆者は考えています。

例えば、見守りロボットがセンサーで感知して体温や脈拍を計測したり、高齢者が話しかけたときの話し方や返答のスピード、発声などから認知症の早期発見につながるかもしれないと期待されています。また、AIスピーカーのような機器が高齢者が普段話していた症状などを要約してかかりつけ医に送信したり、見守りロボットがかかりつけ医とつながって自宅でオンライン診療が受けられたりと、ロボットが医師と患者をつなぐインターフェースになるのではないかと考えています。現在は看護師が人的なモンタリングを行っている領域も、徐々にロボットが支援をしてくれるようになるとも考えています。

人間の能力を拡張する医療機器

筆者は今後、ロボットと人間との境界線もなくなっていくと思っています。現在でも、視力が低下した人は眼鏡という医療機器を身に着けることで視力が低下していない人と同様の生活ができるようになっています。コンタクトレンズも、目の中に入れることで視力の障害を改善する医療機器です。これは、眼鏡やコンタクトレンズという医療機器と人間が融合することによって、視力が改善したと言い換えることもできるのではないでしょうか。近視や乱視など患者に合わせてオーダーメードで作った人工眼内レンズのフェイキックＩＯＬを目の中に入れる手術は、さらに融合が進んだ形です。最近までは単焦点の眼内レンズのみでしたが、複数の焦点を持てる多焦点のものや、本来のレンズと同様、近くを見たいときは近くに、遠くを見たいときは遠くに焦点が合うような眼内レンズも登場してきています。着脱可能なコンタクトレンズも進化を続けており、近年は「スマートコンタクトレンズ」として、視力改善以外にも様々な機能を付加する研究が行われています。涙に含まれるブドウ糖の濃度を計測して血糖値を推定する機能や、カメラを実装してまばたきでシャッターを切る機能、まぶしさを調整する機能、オートフォーカス機能などが登場してきています。国内でスマートコンタクトレンズの基盤技術を開発しているのが、ユニバーサルビュー社です。涙から血糖値を推定したり毛細血管から血圧を測定したりして、コンタクトレンズに搭載した無線アンテナでモニタリングしようと試みています。

目は、ＡＲ機器の窓口としても活躍します。ＡＲとは、実際に見える景色にデジタル情報を重ね合わせた状態で表示されるもので、現実世界に情報を付加することも可能です。分かりやすい例としては、自分が見ている風景に道案内の矢印が重なって表示されたり、観光スポットの看板が表示されるといったものです。ＡＲを体験できるデバイスとして、スマートフォンアプリなどのほかに眼鏡型のデバイス「ＡＲ眼鏡」（ＡＲゴーグル、スマートグラス）

があり、ＡＲ眼鏡として代表的なものは、米マイクロソフトの「**HoloLens**」があります。日本では、ソニーが「**SmartEyeglass SED-E1**」を発売している他、先進的な眼鏡型のデバイスとして、ＱＤレーザ社の「**網膜走査型レーザアイウェア（RETISSA）**」があります。このアイウエアは、小型カメラで撮影した映像をレーザー光で網膜に直接投影する仕組みとなっており、角膜に障害があったり眼鏡をかけても視力が改善しない極度の近視などでも使用できます。また、オトングラス社の眼鏡型デバイス「**OTON GLASS**」は、識字障害の人のために作られたプロダクトで、目の前にある文字を眼鏡が読み上げる機能があります。目は機械と融合することで、視力改善だけでなく機能を大きく飛躍させることが期待できる分野です。ＶＲやＡＲのような「人工現実」といわれる領域は、今から必ず加速するプラットフォームです。

目以外でも能力の拡張は進んできています。事故や障害などで手や足を失った人が義手や義足という機器と融合することによって、手足を失っていない、義手や義足を装着していない人以上の能力を獲得することもあり得ると考えています。そもそも、人間は物事を無限に記憶することはできません。それが記憶はパソコンにためられるようになり、知識はスマートフォンですぐに調べられるようになりました。これからは、機器で能力を補うだけでなく、通常以上の能力を発揮できるものとして捉える場面が増えるのではないかと考えています。

医師と医師をつなげる遠隔医療

医師個人が持っていた知恵やスキルがデータ化されて蓄積されていくのと同時に、医療者間でも、知識や知恵、スキルのシェアリングがさらに進みます。例えば、皮膚科が専門ではない医師が在宅診療中、患者に皮疹を見つけたとします。自分は皮膚科疾患の知識が不十分だと医師が自覚していた場合は、皮膚科医に状況を伝え、指示を受けて治療した方が患者にとっていいでしょう。これは皮膚科以外の診療科にもいえることです。医療知識は膨大で、自分の専門科の知識をカバーするだけでも大変です。ですから、その知識を必要とする他の医師と共有できればとても有意義です。

現在は、目の前の診察の状況を伝える際には言葉や画像しか使えないため、画像から診断を下せる放射線科や病理診断科などを中心に医師と医師間のコンサルティングが行われています。前述の5GやVRなどのテクノロジーによって、目の前の状態をそのまま伝えられるようになれば、医師と医師をつなげるD to D（Doctor to Doctor）といわれる遠隔医療が今以上に広がると考えられます。放射線科や病理診断科以外で、医師と医師をつなげる取り組みを始めているのが、物部真一郎先生（238ページ）が代表を務めるエクスメディオ社です。同社が提供する「**ヒポクラ**」は、「皮膚科」と「眼科」に特化し、医師が日常診療の中で困った症状について、皮膚科専門医、眼科専門医から対応のアドバイスが得られるサービスとなっています。また中山俊先生（196ページ）が創業したアンター社も、医師用のアプリ「**AntaaQA**」内で、参加医師同士の質疑応答サービスを提供しています。

「脳」で直接コミュニケーション

画像によるやり取りは状況を正確に伝達できるようになってきていますが、言葉による伝達では、言語化できていない情報は伝えることができません。思っていることや感じていることだけでなく、思っていないこと、感じていないことまで表現するために、脳×テクノロジーのブレインテックと呼ばれる領域の研究が進んできています。

例えば、脳波に示されているものを定量的に判断しようという取り組みでは、運転手が自覚していない眠気を察知したり、乳児の夜泣きの理由を突き止めようとしています。脳波というと、医療機関で専門的な測定が必要なもの、と考えられていましたが、最近は簡易に計測できるようにもなりつつあります。東北大学と日立ハイテクノロジーズなどが設立した

NeU（ニュー）社では、自宅での脳活動測定を可能にすべく、頭部に巻くバンダナのような形状の計測装置を開発しています。また、ＰＧＶ社は10㎝×４㎝程度の湿布のようなシート状の脳波計を開発しています。装置を額に貼ると、脳波を自動で測定し、無線でデータが送られます。このような装置は、患者に特徴的な脳波の波形が出るてんかんの検査や、認知症の早期発見など、脳疾患の診断補助につながると考えられます。

ここで近年登場してきたのが、脳と機械を直接つなげるＢＭＩ（ブレーン・マシーン・インターフェース）という領域です。文字通り、脳と機械を直接つなぐ技術であり、脳信号が外部の機器とやり取りを行います。脊髄損傷など、脳機能は保っているものの四肢が動かない患者の意思伝達や、運動機能の補完を目的としています。また、ヘッドホンのようなものをかぶり、頭皮脳波から機器をコントロールしようとする取り組みもあります。ＢＭＩは次世代の情報の入力手段となり、言語に変わるコミュニケーションツールになる可能性があります。脳で考えただけで思う通りに機械が動くようになる未来が考えられているのです。

治療やコミュニケーションを支援するソフトウエア医療機器

日本では、医療機器というとＣＴやＭＲＩの機械や手術機器のようなハードウエアが主体でした。それが2014年11月に施行された「医薬品、医療機器等の品質、有効性及び安全性の確保等に関する法律（薬機法、旧薬事法）」によって、医療用ソフトウエアがハードウエアを含まない単体でも医療機器として認められるようになりました。それに伴い、スマートフォンアプリなども医療機器として認められれば、医療行為に用いられるようになりました。現在日本でソフトウエア医療機器として認められているのは、医療者間で使用するアプリの「**Join**」のみで、患者が使うアプリとして認められているものはまだありません。

治療に関係するアプリでは、健康状態の管理を行うアプリと、アプリを使うことで疾患を治療するアプリがあります。前者は公益財団法人愛知県健康づくり振興事業団の「**七福神アプリ**」、後者は佐竹晃太先生（160ページ）が創業したキュア・アップ社の「**CureApp 禁煙**」やサスメド社の不眠症治療アプリ「**yawn**」があります。七福神アプリは、2型糖尿病の診療や保健指導の分野で起こる未受診や受診の脱落や生活管理不良という課題に対して、血糖コントロールに必要な食事療法や運動療法を楽しく続けられる仕組みづくりをしているアプリです。現在、国立国際医療研究センターで大規模研究が行われています。CureApp 禁煙は、ニコチン依存症から離脱するための治療アプリになります。禁煙治療をする患者それぞれに対し、禁煙治療の状況やその日の体調に応じて個別化された治療のガイダンスが表示されるようになっています。医療機器として承認を受けるための臨床研究である治験を２０１７年10月から開始しており、治療アプリとしての有効性や安全性を検証しています。

先ほどご紹介した、日本で初めてソフトウエア単体で保険適用された「Join」は、アルム社が開発している医療者間のコミュニケーションアプリです。「汎用画像用診断装置用プログラム」として認められたもので、複数の医療者間でＣＴやＭＲＩ、心電図など各種の医用画像や手術室内の映像をリアルタイムに共有したり、チャットができます。例えば脳梗塞の患者が救急外来に搬送されてきた場合に、Join を使って脳外科や神経内科の専門医に情報を送受信できる環境であれば、脳卒中ケアユニット入院医療管理料や画像診断管理加算が算定できるようになっています。

医師だけでなく、看護師や薬剤師など多職種をつなぐ医療者間のコミュニケーションツールとしては、Join の他にもシェアメディカル社の「**MediLine**」や Dr.JOY 社の「**Dr.JOY**」などがあります。いずれもチャットベースで医療者間のコミュニケーションができるツールです。また、医療者側と患者側をつなげるＳＮＳとしては、日本エンブレース社が開発する「**メディカルケアステーション**」などがあります。メディカルケアステーションでは、医師や看護師、薬剤師などの医療者側と、患者とその家族をグループとし、他の人からは見えないクローズドな環境でテキストや画像を使ったコミュニケーションが行えます。患者の予後管理や在宅医療の現場で使用されています。また、アルム社は「Team」という、地域包括ケアシステムを推進する医療者間の情報共有ツールも作っていて、訪問診療を行うチーム間で使われています。患者の自宅に出向く訪問診療で、かかりつけ医や訪問看護師、ケアマネージャー、薬剤師などが患者の情報を共有するために使われています。

PHRによる健康情報の一元管理

診察時にカルテなどに記録する医療情報は、各医療機関が一定期間保存することが医療法によって定められています。つまり、医療情報は医療機関のものということです。そのため、各医療機関で医療情報がばらばらになってしまっているのが現状です。患者がいつも通院している医療機関以外を受診しようとすると、いつもの医療機関に紹介状を作成してもらったり、自ら現在の治療や処方について新しい医療機関で説明したりしなければなりません。こうした課題から、自分自身の病気の情報や診療の情報、アレルギー、使用できない薬剤の情報、これまでの検査結果などをクラウドや個人のスマートフォンなどにまとめ、一元管理しようと生まれた考えが「PHR（Personal Health Record）」です。一元管理が可能になると、新たな医療機関を受診したときもクラウドに保管された医療情報を医師に見せるだけで必要な情報が伝わるようになります。また、災害時などに医療機関のカルテが参照できなくなった場合でも、インターネット環境があれば医療情報にアクセスができます。そして、集積された個人の医療情報を、個人が特定できないよう匿名化しておけば、ビッグデータとして治療や薬剤の効果を検証する臨床研究などに活用できる可能性もあります。このようにＰＨＲには様々なメリットがありますが、一番のメリットは、今まで医療機関が持っていた健康や医療に関わる情報を自分で持つことになるため、健康への意識が高まることなのではないかと考えています。

ただし、既存の電子カルテは医療情報の統合を目的として開発されていません。あくまで、カルテを電子データにして残すことを第一の目的としています。保険病名が検索できたり、血液データなど検査データをグラフ化できる製品はありますが、紙のカルテに比べると、調べたいところや「確かどこかに書いたはずだけど、どこに書いたっけ」というように、カルテをペラペラめくりながら探すという作業は電子カルテでは難しいです。また、日本では電子カルテを導入するインセンティブもほとんどないため、普及の後押しになっていません。厚生労働省が２０１６年10月にまとめた「保健医療分野におけるＩＣＴ活用推進懇談会」でも、PHRに関する提言がなされていて、PHRも国として導入に向けて取り組み始めていますが、まだまだ課題が多い領域です。

民間企業でPHRに取り組んでいるのは、救急搬送時に患者の医療情報を確認するために作られたアルム社の「MySOS」や、ウェルビー社の「Welby マイカルテ」、エムティーアイ社の「CARADA（カラダ）」、メディカルデータカード社の「MeDaCa」などがあります。いずれも、医療機関の診察や健診の情報をどのようにPHRと連携させるかが課題となっています。アルム社は「Team」や看護事業所や介護事業所で使われている「Kango」「Kaigo」とMySOSを連携させています。エムティーアイ社はクラウド型電子カルテを提供しているクリニカル・プラットフォーム社と資本提携することを発表しており、電子カルテとPHRの連携がさらに進むものと注目しています。今後、ウエアラブルデバイスを使って日常的に測定したデータや疾患情報、治療情報、検診結果などを合わせてPHRに記録できるようになれば、より正確に疾患の兆候を拾い上げられるようになるかもしれません。なお、重要な個人情報を扱うPHRは、仮想通貨の基盤技術として知られるブロックチェーン（分散型台帳）を使って、データの書き換えや改ざんを困難にしたり、検証が容易にできるようにして管理する方法もあると考えています。

ここまで、現在の医療分野の課題を解決すべく、新しい技術も活用しながら取り組みが進んでいる分野についてまとめました。医療現場にはまだまだ課題が山積みで、その解決が望まれています。しかし、課題の中には適切に言語化されていないものもあります。求められているのは、医療現場の課題を適切に洗い出し、解決できるモノやサービスを開発することです。そのとき重要になるのは、「未来にあって、今はないもの」を開発することです。医療の現場感を持ち、その時々の医療制度を守りながら、持続可能な取り組みとするためにビジネスの視点を使っていく。テクノロジーを有する企業や、研究を行っているアカデミア、医療ベンチャー、行政、医療機関などが医療を中心につながり、「共創」を進めることで、次世代の医療の開発がさらに進んでいくと考えられます。医療領域には、このような「connected medical」が必要なのです。

第3章

未来を描く 医師30人による展望

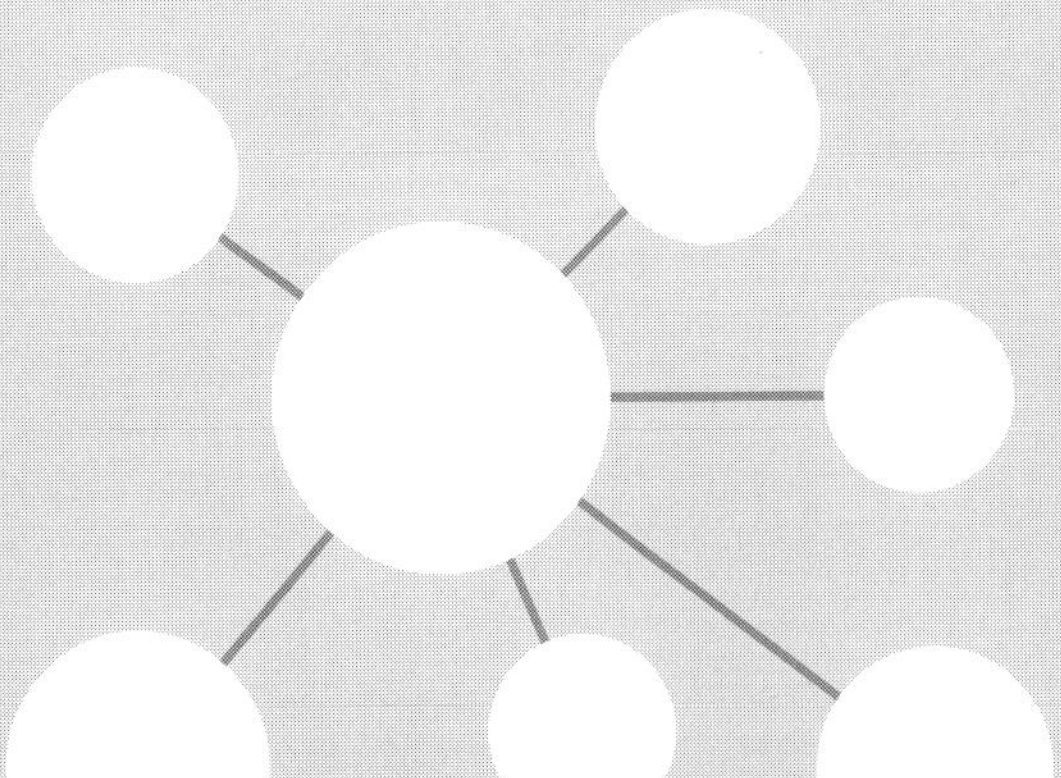

AI問診を皮切りに、臨床現場の非中核業務を根絶する

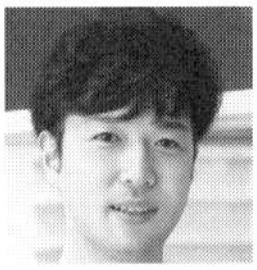

Ubie株式会社共同代表、医師
阿部吉倫

あべ・よしのり
2015年東京大学医学部卒。東京大学医学部附属病院、健康長寿医療センターで最先端医療と高齢者医療の最前線を経験。その傍ら膨大な文献からデータベースを生成し、問診質問選定アルゴリズムを開発した。2017年、医療現場を技術で手助けすべく、Ubie株式会社を創業。

加藤　人工知能（ＡＩ）技術を用いた問診ツール「Ubie（ユビー）」を開発するUbie社共同代表で医師の阿部先生は、２０３０年の医療の未来をどう考えられていますか？

阿部　２０３０年の医療を語るときは、社会保障費の増大や労働人口の減少といった課題が考えられているため、いかに被害を最小限にとどめ、うまく撤退するかに主眼を置きがちです。しかし、私はそれほど悲観してはいません。むしろ、現在提供されている医療サービスよりも良いサービスを提供できると確信しています。

もちろん、現在の日本の医療供給体制のまま２０３０年を迎えれば、医療保険の破綻といっ

た悲惨なシナリオは避けられないでしょう。しかし、現在勃興しつつあるテクノロジーが医療資源の最適配分を可能にし、医療の質の向上を実現すると考えています。まず、テクノロジーによって（1）医師の生産性の向上、（2）医療経済評価の精度向上、（3）医療提供コストの削減の三つが可能になるでしょう。

加藤　具体的にはどんなテクノロジーが医師の生産性の向上につながると思いますか？

阿部　現場の医師は、診療以外の様々な業務に忙殺され疲弊しています。医師が事務作業や調べ物に費やしている時間の膨大さは、非医療者には想像できないのではないでしょうか。医学部を卒業し、患者を診ようと勇んで医療現場に向かった私を待っていたのは、深夜になっても終わらないカルテ記載などの事務作業でした。外来業務でも、患者を診る時間より事務作業時間の方が長いことは珍しくありません。ここでAIを活用すれば、あらゆる非中核業務を削減し、医師が真に患者と向き合える世界が実現できると考えています。

加藤　なるほど。「医療経済評価の精度向上」は、自由診療の領域が増え、一律負担だった国民皆保険制度が変わっていくというお考えでしょうか？

阿部　財源の縮小や医療需要の増大が既定路線となった今、現行の医療保険のような保障を続けるのは困難でしょう。今後は健康が改善されるだけでなく、医療費抑制効果もある医療サービスに医療保険が適用されるようになるでしょう。医療費抑制効果がない医療サービスが保険適用を受ける場合は、医療費抑制効果があるサービスと比較して、得られる健康メリットがより大きくなければならなくなるでしょう。今後、医療サービスと健康改善効果、医療費抑制効果のデータをクラウド上に収集しておけば、政策立案の意思決定に生かされる時代が到来すると思います。

加藤　医療提供コストの削減ですが、これは具体的に何を変えていくことになりますか？

阿部　診断までの検査コストやリードタイムは、今まさに萌芽しつつあるＡＩ搭載医療機器を含めた、より効率的な診断デバイスの登場で削減されるでしょう。治療効果の低い疾患に対する治療コストや成果は、花開きつつある遺伝子変異をターゲットにした個別化医療が発展していくことで改善されると考えています。

また、創薬の長いリードタイムと巨額の研究開発費によって新薬の価格はどんどん高騰しています。ここでビッグデータアプローチを用いて創薬の研究開発費を削減したり、リードタイムを短縮することで、より効果が高い薬剤が生み出されるようになると考えられます。こうしたテクノロジーの駆使により、現在と同じコストで、より多くの医療サービスが提供できるようになると考えています。

加藤　ありがとうございます。こうした未来を見据え、現在、会社で取り組んでいることを教えてください。

阿部　先ほどの三点の中で、私たちが解決を目指すのは医師の生産性向上の部分です。現在の医療現場には多くの課題があります。外来には、大まかに問診、診察、処置、説明、事務作業という業務があります。問診から説明までの業務は患者満足度に寄与する業務であることは間違いありませんが、事務作業は患者のためではなく、主に診療報酬を得るために必須だからこなしているにすぎません。自動化できるのならば、それに越したことはないというのが偽らざる本音です。

加藤　一日に何十人と来られる外来受診の方の診療録を、一人ひとり丁寧に書く時間はなかなかないですよね。

阿部　十分な診療録を残すことを前提とすると、患者の診察中か退室後、診療の終了後のいずれかに記載を行うしか方法がありません。それぞれ、患者との関係性や次の患者の外来待ち時間、医師のプライベートな時間のいずれかが犠牲になります。

様々な研究の結果、外来患者満足度に大きく相関がある指標は、「医師の接遇」および「待ち時間」だと分かっています。これらの指標を重視すると、診察中や退室後の記載は満足度を下げることになります。一方、働き方改革からの流れで医師の残業に対する視線はより厳しくなっており、医師の残業代の支払いが命じられた病院も増えてきています。決して経営が楽とはいえない中で外来機能の縮小を決定する病院も増えており、これ以上医師の業務時間が増えれば病院経営の致命傷になりかねません。

加藤　患者満足度の向上と医師の業務時間削減は、どうすれば両立できるのでしょうか？

阿部　私たちは問診票に鍵があると考えています。従来の紙の問診票は、通りいっぺんの質問に答えてもらうことしかできず、必要十分な問診情報には程遠いものでした。そのため、医師はどうしても患者を診察室に呼び込んでから、一から改めて問診を行い、その聴取内容をカルテに記載する必要がありました。

これに対するソリューションとして、ＡＩ技術を用いた電子問診票を開発しました。患者の年齢・性別・症状などに応じてタブレット上で動的に問診項目が変化し、診察室の中で医師が聴取したいと考えるような情報を、診察の前から把握することを可能にしています。さらに患者の入力内容を医師の言葉に変換し、そのままカルテにコピーすることが可能となり、医師はアセスメントとプランの入力に注力するだけで、十分過不足ないカルテ記載が完成するため、医師本来の診療業務に心血を注げます。

加藤　ＡＩがカルテ作成の膨大な手間を省いてくれるわけですね。

阿部　医療現場は医療従事者の献身性によってなんとか成り立っているのが現状です。医師をはじめとした医療従事者が事務作業に忙殺されることなく、本来の高付加価値な診療業務に集中できる環境を、システムの力で構築していくことが私たちのやりたい事です。

加藤　現在のサービス開発の進捗は、どのような状況でしょうか？

阿部　２０１７年8月にベータ版、同年12月に製品版をリリースし、２０１８年5月現在、西は大分県から東は茨城県まで、50件ほどの医療機関に提供しています。今後は日立総合病院（茨城県日立市）での運用が始まり、夏ごろには宮崎大との多施設での共同研究が開始する予定です。私たちはＡＩ問診を皮切りに、臨床現場のオペレーションを改革するプロダクトを矢継ぎ早にローンチします。この書籍が出版されるころには、次のプロダクトをローンチしている予定です。

医療において変わりゆくものと変わらないもの

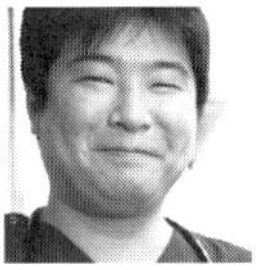

医療法人社団お茶会お茶の水循環器内科院長、
循環器内科医

五十嵐健祐

いがらし・けんすけ
慶應義塾大学医学部卒。医療法人社団お茶会お茶の水循環器内科（東京都千代田区）院長。循環器内科医として心血管疾患の一次予防、二次予防がライフワーク。デジタルハリウッド校医兼専任准教授を務め、筆者とともにデジタルヘルスラボを運営している。

加藤　循環器疾患専門クリニックで院長として診療にあたる五十嵐先生ですが、心房細動検出アプリ「ハートリズム」や睡眠時無呼吸検出アプリ「イビキー」、オンライン診療受付アプリ「お茶の水内科オンライン」など医療系アプリやサービスの開発も行われてきました。そんな先生が、２０３０年に向けて考えていることを教えてもらえませんか。

五十嵐　加藤先生に挙げていただいたアプリを開発するきっかけにも共通することなのですが、私の強みは、普段の外来の中から様々な課題を見つけることです。

日常診療を通して一貫して考えてきたのは、社会保障の未来です。遠過ぎず、近過ぎずと

医療法人社団お茶会お茶の水循環器内科院長、循環器内科医
五十嵐健祐

いう未来である2030年には、社会保障の適正化に向けて「医療の民主化」が起きていると思っています。医療者が本当に手掛けるべき医療を取捨選択することです。医療の民主化とは、医療機関以外でも行える行為はどんどん生活の中に溶け込んでいく大きな変化です。例えば、かぜの患者は病院を受診せず、自宅療養やOTC薬を活用したセルフメディケーションで解決する時代になると思います。医師の処方が必要だった薬剤が薬局で購入可能になるスイッチOTC化も進んでいます。かぜや花粉症、胃腸炎といった対症療法中心の疾患、自然治癒する疾患の治療は医師の仕事ではなくなるでしょう。インフルエンザ検査などは医療行為ではなくなり、薬局などで自己検査できるようになっているでしょう。

インフルエンザや胃腸炎は、毎年ある時期になると確実に流行する疾患なので、外来診療という限られたリソースを毎年一定数消費している現状を根本的にどう解決するか。他にリソースを割くべき重症疾患に医療資源の選択と集中を図るべきではないかと思います。患者としても、いちいち病院に行くことを負担に感じる人が増えてくれば、民主化することは中長期的に避けられないと思います。誤解を恐れずに言えば、かぜやインフルエンザの診療で成り立っているクリニックは、2030年には仕事がなくなっているのではないかと思います。医師の仕事の本質的な価値は何なのか、強い危機感を持って未来を構想しています。

加藤　なるほど。社会保障の観点以外では、未来について考えていることはありますか？

五十嵐　予防可能な疾患は原則、予防第一になるでしょう。具体的には、ピロリ菌による胃癌や肝炎ウイルスによる肝臓癌、ワクチンで予防可能なものなど、数多くの疾患があります。特に、喫煙と受動喫煙は明らかに疾病負荷を増やす危険因子ですので、たばこは禁止になっていてもおかしくないと考えています。極端に言えば、疾患を増やす薬物として違法薬物に指定されていても不思議ではない物質です。２０１８年時点で喫煙者は日本人の人口の２割まで減っており、非喫煙者は８割にまで増えていますから、このまま使用者は減っていくだろうと考えています。

また、医療でよく課題とされる情報の非対称性は、さらにフラット化していくでしょう。医療情報に対するリテラシーにはまだ個人差がありますが、患者によっては自分が飲んでいる薬や疾患の最新論文を読み、理解してから診察に来ることもあります。医師と患者の関係は、文字通り対等な診療契約になっていくでしょう。

加藤　人工知能（ＡＩ）が広がることで、その変化は加速しそうですね。

五十嵐　ＡＩの検査精度は予想以上のスピードで向上するでしょうし、その変化はもう始まっています。人間は間違いを犯す生き物です。判断精度やミスの少なさで人間が機械に勝

医療法人社団お茶会お茶の水循環器内科院長、循環器内科医
五十嵐健祐

てるものはほとんどなくなっていくと思います。この変化は驚くことではありません。医学が発展してきた歴史は、テクノロジーによる人間の能力の拡張の歴史です。Ｘ線の発見、心電図の開発から始まり、ＣＴ、ＭＲＩ、各種採血マーカー検査などの登場で、機械の診断能は飛躍的に向上しました。人間よりも精度が圧倒的に高い事例は既にたくさんあります。

２０３０年前後は、ちょうど「判断責任ミスマッチ」という問題に直面している時期だと予測しています。判断責任ミスマッチとは、判断主体と責任主体が乖離することで起こる諸問題です。現在の医療では判断主体と判断責任はどちらも主治医であり、現時点で両者は一致しています。しかしながら今後、ＡＩの進歩は目覚ましく、判断能力で人間を超えることは確実です。そうすると、判断はＡＩ、責任は人間という判断主体と責任主体が不一致な状態が訪れ、判断ミスの責任の所在はどうなるのかといった議論が湧き起こるのではないかと予測しています。

さらに長期的には、ＡＩが責任主体となる時代が訪れるかもしれません。すると、判断主体も責任主体もＡＩとなり、両者は一致します。判断責任ミスマッチは過渡期に起こる現象だともいえます。

加藤　こうしたテクノロジーによって医療環境は劇的に変わると思うのですが、逆に変わら

ないものはありますか？

五十嵐　2030年の未来を見通す際に、変わらないものをしっかり押さえておくことはとても大事だと考えています。なぜなら、それ以外のことは全て変わる可能性があるからです。

変わらないものとしては、第一に物理法則、人体の解剖、生理、病理、疾病の基本構造などです。これは100年や200年ではほぼ確実に変わりません。最近は、人間の感情の構造や動きも不変なのではないかと思っています。第二に、人口動態の予想、経済のルールも変わらない可能性が高いです。ただし、経済のルールが100年や200年単位で変わり得るということは、歴史が証明していることですので注意が必要です。

一方、変わりゆくものとしては、法制度、医療のルール、疾病構造、医薬品、医療機器などがあります。これらは全て変わる可能性があります。例えば、新薬や新しい治療法の登場によって、医療そのものがガラッと変わってしまうことは珍しくありません。遠隔診療を取り巻く法整備は、2015年8月の事務連絡以降も、年単位、月単位で、スピーディーに変化してきました。厚生労働省としての「診療」の定義は「患者の心身の状況に関する有用な情報が得られる場合」なので、今後、診療のスタイルはもっと多様になっていく可能性があります。2030年までに、診療報酬改定はあと五回ありますので、現在からは想像もできなかったルールに変わっている可能性があります。

加藤　変化の違いを見極めるのに大事なことは何だと考えていますか？

五十嵐　現場にいることです。目まぐるしい変化が起こる時代だからこそ、目の前の患者の困っていること、不満に思っていること、不便に感じていることなどを正確に把握し、スピーディーに解決策に落とし込む。これしかないと思っています。圧倒的な現場視点から来る強い当事者意識と使命感、これが代替不能な原動力になると私は考えています。

とはいえ、非医療者の方も現場視点を身に付けることはできます。例えば私は2016年、現場感覚を基点として課題に取り組む場として、デジタルハリウッド大学大学院（東京都千代田区）に「デジタルヘルスラボ」という科目を作りました。デジタルヘルスを専門に学ぶための大学院の科目で、教員は加藤先生と私の二人体制で運営しています。

どんなに大きな変化も、必ず最初は一人、前例のないところから強い使命感でチャレンジをした人がいます。そのとき必要なのは、未来はどうなるんだろう？という客観的な傍観者ではなく、こういう未来を創る！という強い主体性を持った挑戦者です。私は、このデジハリがそのような意識を持った人が集まる場に育つことを目指しています。

人工知能に代替されない医師の価値はコミュニケーション力にあり

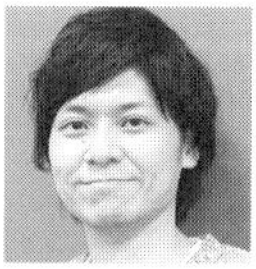

日本うんこ学会会長、
医師・クリエイター
石井洋介

いしい・ようすけ
2010年高知大学医学部卒。医師・クリエイター、日本うんこ学会会長。横浜市立市民病院外科、厚生労働省医系技官を経て、現在はコミュニケーションデザインやクリエイティブを使った医療現場の課題解決を中心に活動。デジタルハリウッド大学大学院デジタルヘルスラボ1期生。

加藤　石井先生は、これまで様々な活動をされてきたと思うのですが、改めてどんなきっかけで取り組みを始められたのか、教えてください。

石井　これまでにいくつかのプロジェクトに取り組んできましたが、基本的に全てのプロジェクトは臨床で感じた疑問や課題から出発しています。例えば現在一番注力している消化器疾患の啓発を目的としたスマホゲームアプリ「うんコレ」は、大腸癌の手術手技の獲得に明け暮れていた外科医時代、どうしても助けられなかったステージⅣの患者との出会いがきっかけです。こうした患者に少しでも早く病院に来てもらうためにはどうしたらいいのだろう？と考え始めました。医師は患者が病院に来るまでコミュニケーションが取れません。つまり、患者は病院に来た時点で寿命が決まってしまっていて、自分の手術手技の腕前は患者の予後やＱＯＬにそこまで大きく関与できないのではないかという無力感がありました。

加藤 臨床での経験がきっかけで、病院の外に出ていくことを考えるようになったんですね。

石井 病院の中で待っているだけでなく、外で大腸癌の情報を発信しようと考えたとき、市民公開講座でお話ししたり、大腸癌に関する情報をウェブサイトやブログで発信することも考えました。しかし、市民講座に来たり自ら検索して情報を得ようとする人の健康意識は既に高く、私が発信しなくても情報が届くと思いました。一方、そうした情報が届かない層として、日々パチンコやゲームに明け暮れている人を想定しました。彼らに健康情報を届けるためには、日ごろ親しんでいるコンテンツの中に情報を溶け込ませて発信する必要があると考えました。「楽しい」や「面白い」を最重視した、エンターテインメントファーストな医療情報発信です。

そこで考えたのが、今の「課金の代わりに排便報告をする」というゲームの原案です。ゲームにしようと思ったのは、一時的に興味を引くだけではなく、継続的に排便を観察する習慣を身に付けてもらってゲーム終了後も健康的な行動が続くようにしたかったのです。医学生時代に公衆衛生の授業で習った行動変容のプログラムを思い出し、ゲームに行動変容を絡めようと考えました。

加藤　「うんコレ」を作られていることと、厚生労働省で勤務されていたことから、よく「お上からお下まで」と自己紹介されていますよね。厚生労働省在職時の「お上」でのお仕事も教えてください。

石井　厚生労働省で行った仕事の一つに「地域医療構想」と「地域包括ケア」があります。2025年以降、地域差はあるものの激しい少子高齢化が進みます。これまではフリーアクセス、つまり「最上の医療を地域差なく同じ価格で提供する」ことを目標にしてきた日本の医療提供体制ですが、社会保障給付費をはじめとする医療リソースは有限で、今後は既存の医療提供体制では対応できないことがデータから分かってきました。

首都圏を除く多くの地域は人口減少フェーズに突入するため、多くの地域にとってこれからの医療は「撤退戦」です。これまで必要としてきた病院の数を維持できるほどの医療ニーズはなく、病院の選択と集中が必要となります。撤退戦とはいえ、適当に撤退してしまえば多くの命を犠牲にすることになりますから、医療提供体制を大きく壊さないように、地域の実情に合わせて医療を再構築するというのが、地域医療構想や地域包括ケアの本質的な狙いです。私は、この地域の特色に合わせた医療提供体制に非常に興味を持っています。地域の中には非常に離島が多く、遠隔医療が有効な地域もあれば、地縁が強く互助コミュニティーの力で認知症ケアが進む地域もあるでしょうし、コンテンツやアートを軸に医療啓発が進む地域が出てくるかもしれません。あらゆる手段が地域の臨床医療を助ける可能性があると思っています。

一方、前述の通り多くの地域は撤退戦で、今の医療提供体制から縮小の方向になります。医師をはじめとする医療者の数は社会保障費の増減に直結するため、今後の医療は医療者のマンパワーのみを前提とする仕組みでは回らなくなります。

加藤　人的リソースが限られる中、どのような技術を活用することになるでしょうか？

石井　リソースは有限ですが、質・コスト・アクセスのどれも落とさずに医療提供体制を維持しようと思ったとき、人工知能（ＡＩ）やロボット、ＩＣＴ、ＩｏＴデバイスがこのマンパワー不足の部分を補い、置換していくことで、既存の医療提供体制を大きく崩さない未来を目指したいと考えています。よく「ＡＩは医療を変えるか？」といった討論があるかと思いますが、変えるか？ではなく「変えなければならない状況に追い込まれている」と認識しています。恐らく、２０３０年までには私が業務時間内に行っているデスクワークや臨床診断、検査の解釈などの半分以上をＡＩが担ってくれるようになるでしょう。西洋医療や東洋医療と同等のレベルで「機械医療」という分野が台頭し、機械を利用した治療が今後の医療の主軸になっていきます。

加藤　こういった話をすると、危機感を持った若者たちから「医師の仕事に未来はあるのか」と質問されませんか？

石井　エビデンスが書かれたガイドラインを片手に診療を行うだけなら、全医師がＡＩに置換されるでしょう。一方で、我々現代の医師が行っている医療はそこまで単純なものではなく、患者一人ひとりの身体や性格、生活背景に合わせて「ＱＯＬの最大化」や「納得感の向上」などコミュニケーションによって解決している部分が多々あると思っています。このコミュニケーションの部分にこそ、医師本来の価値が宿っています。

ＡＩやロボットに業務を置換して生まれた余裕は、現代医療ではややおざなりになっているコミュニケーションに投下すべきという仮説を立てています。そこで私はコミュニケーションデザインを学び、特に「面白さ」や「楽しさ」を利用して、エンターテインメントファーストな行動変容プログラムを作ることにこだわりを持って研究・開発を進めています。

社会保障費の未来を表す図には、少ない労働人口が多くの高齢者を支える極めて暗い未来予想図が描かれています。しかし、ＡＩやロボットの導入で支える側の負担が減り、高齢者が労働者と同じような仕事に取り組める時代が来たとき、我々人間に残された大事な取り組みは「より豊か」になることだと思います。エンターテインメントは人を豊かにします。もっと楽しく医療が提供できる時代を目指して、ばかなことを続けていこうと思います。

加藤　２０３０年に向けて、未来の医療を変えるために必要なこと、現在取り組んでいることがあれば、教えてください。

石井　危機はすぐそこまで来ています。オンライン診療の解禁やＡＩ、ロボットなど、新しいものを医療に導入することに抵抗のある人も多くいるでしょうし、患者の安全性の確認は必須で、急激に進むものではないでしょう。ただし、残された時間も少ないため、ひとまずはこれらのデジタルヘルス産業を前に進めるイノベーターが多く輩出されることが望まれます。ですから、自分自身もファーストムーバーとして動きつつ、新たな人材発掘と育成にも注力をしています。東京都の補助金で構成されているShinjuku Healthcare Incubation Park（ＳＨＩＰ）は、そのようなイノベーターの育成のために、私が運営主体となって、オフラインとオンラインのコミュニティーを運用しています。何がしたいのかはまだ分からないけれど、初めの一歩を踏み出したいという方は、ぜひＳＨＩＰに来てみてください。

一人ひとりの医療の自立のために必要なブロックチェーンという技術

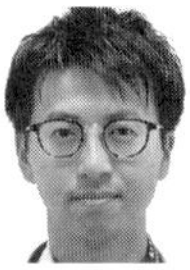

MediBloc社 alliance member、
医師（内科・救急科）
伊藤 涼

いとう・りょう
2015年防衛医科大学校医学部卒。現在は離島で総合診療を行いつつ、都内で救急医療に従事する。医療におけるブロックチェーンの可能性を探求し続け、MediBloc社のalliance memberも務める。フェイスブックグループ「医療×ブロックチェーン」を共同運営。

加藤　伊藤先生は、２０３０年に向けて医療はどうなっていくと思いますか？

伊藤　10年後のことは正直予想しきれないのですが、人々の意識は治療から予防へ、そして「とりあえず病院に行く」から「まずはセルフメディケーションを」にシフトしていくと思います。ざっくり言えば、一人ひとりが「医療面で自立していく」のではないかと思います。

もちろん、今と変わらず10年後も暴飲暴食、不摂生のデパートといえそうな患者がいなくなるとは思いませんが、最近は外来患者の中にも医療リテラシーが大変高い人もます。まれに患者から最新の知見を得ることもあって驚きます。

体調が悪くなってもすぐに病院に行かず、薬局で市販薬を買って様子を見るといったセルフメディケーションをしている方も多いです。医師側としては、本当に医師の助けが必要な患者に時間を割きたいのでありがたいことです。こうしたセルフメディケーションや予防医療という考え方は以前から存在しましたが、現代の情報化社会によって、より多くの人に医療情報が届くようになったと考えています。これらの概念を基に、一人ひとりが医療情報の消費者として自立していくのではないでしょうか。

ただし、そうした社会を実現するには、まだ大事なポイントがクリアできていないと考えています。それは、個人の医療情報（ＰＨＲ:Personal Health Record）の管理と活用です。

加藤　ＰＨＲの管理と活用は、これから患者主体の医療になっていく中で非常に重要なポイントですよね。ＰＨＲの管理と活用について、現状と問題点を教えてください。

伊藤　現在、ＰＨＲは個々の医療機関を中心にカルテなどで管理されていて、医療機関外に提供するには患者本人からの依頼が必須です。米国では２００９年に医療ＩＴについて定めた米連邦政府のＨＩＴＥＣＨ法（Health Information Technology for Economic and Clinical Health Act）が施行されました。金銭的なインセンティブの後押しもあってか、半数以上の医療機関に電子健康記録（ＥＨＲ：Electronic Health Record）が導入され、ＰＨ

Rへのアクセシビリティーは飛躍的に向上しました。しかし、依然としてデータは中央集権的に管理されたままです。各医療機関主導で管理されることで、患者自身は楽になるように思えますが、中央集権的な管理はPHRの断片化につながり、データの活用チャンスを喪失してしまいます。医療機関相互のデータ運用やPHRの共有ができないのです。米国では1996年のHIPPA（医療保険の相互運用性と説明責任に関する法令）施行と以降の改正によってプライバシー保護やセキュリティー確保に関する規制が定められていますが、結局、受診した医療機関や契約している保険会社によって管理され、ほとんど有効活用できていません。

例えば、ERでのケースを考えてみます。体調が優れない患者が夜間救急を受診したとします。診察室に入ると、今までどんな病気にかかったことがあるか、今飲んでいる薬は何か、アレルギーはないか、過去に通った医療機関とそこでの治療、たばこやお酒、職業など、様々なことを聞かれますよね。新しい医療機関に行くたびに聞かれて、「またかよ！とにかく体調が悪いんだよ！」と言いたくなるでしょう。同じ検査をされて、医療費負担が増えるというデメリットも痛手です。同じ日に、胸部CT検査を二度されている患者も珍しくありません。余計なコストがかかるだけでなく、治療開始が遅れるのも大きな問題です。しかしなが

MediBloc社 alliance member、医師（内科・救急科）
伊藤 涼

ら、疾患名は前医がだいたいの予想をつけているにもかかわらず、ERでは見逃しは怖いし、ひょっとしたら○○病かもしれないし……と悩みながら、結局ほぼフルコースで聞いてしまうことが多いです。検査はそれなりに絞れますが、それでも重複する項目が多いです。効率良くPHRが共有されることでERにおける検査が50％以上削減できるという研究結果もあります。

加藤　確かに、中央集権的な管理でデータが共有されないことで生じるデメリットはたくさんありますよね。伊藤先生は、この問題がどのように解消されると考えていますか？

伊藤　私の研究している医療×ブロックチェーンが、PHRの管理と活用の幅を広げると考えています。ブロックチェーンの技術そのものについては、たくさんの情報が出ているのでここでは割愛し、この技術をどのように医療に生かすのかをお話しします。

PHRを中央集権的に管理しているうちは、セキュリティーには限界があるのです。大きな問題として、単一障害点（single point of failure）というものが存在します。ざっくりいうと、一つの医療機関に大量の患者情報が保存されていると、その漏出リスクが病院のデータベースのセキュリティーに依存するということです。ここに、ブロックチェーンを用いた非中央集権的な管理が活用できます。ブロックチェーンには、暗号化（平文を暗号文に変換する行為）と復号化（正当な受信者が暗号文を平文に戻す行為）という概念があります。先の中央集権的管理では、患者本人以外も復号化ができてしまうのに対し、ブロックチェーンを用いれば、患者本人以外がデータを動かすことはできても、復号化する権限は患者本人のみに付与できます。そうすると、病院のデータベースのセキュリティーに依存していたリスクが個人に移るので、ハッキングされたとしてもその影響は比較できないほど小さくなり、損失額の減少にもダイレクトに影響してきます。ブロックチェーンの技術を医療に応用するスタートアップ企業であるMediBloc社では、ＰＨＲの構成要素を暗号化したオリジナルデータを外部ストレージ（オフチェーン）に保存して管理しています。こうすることで、例えハッキングされたとしても復号できない無意味なデータしかないので、ハッキングするメリット自体がほとんどなくなります。つまり、ブロックチェーンを用いることで、間接的ながら漏洩リスクを大幅に軽減できると言えるでしょう。

また、ブロックチェーンの改ざん耐性により、データの不変性、またそれによるＰＨＲの高い信頼性も担保されるでしょう。というのも、改ざん耐性によって責任の所在が明確になるだけでなく、改ざんされない形で残しておけるので、そのＰＨＲの信頼性はさらに増すわけです。

加藤　ブロックチェーンというテクノロジーが掛け合わされた未来には、ＰＨＲの問題がクリアされるのですね。そんな未来を描く伊藤先生は、今どういった取り組みをされているのですか？

伊藤　私は単なる一臨床医であり、細かい技術のことは分かりません。私にできることは、医療提供者として、臨床家として目の前のクリニカルクエスチョンに立ち向かい、患者のためになにができるかを常に考えていくのみです。その中で、ブロックチェーンが医療を良くする方向に寄与するなら、その可能性を追いかけていきたいと思っています。

ブロックチェーン技術を活用したアプリケーションシステムのうち、一般ユーザーが気兼ねなく、簡単に使えるものはまだ登場していないのが現状です。しかしながら日夜多くの人が研究を続け、ほんの数日前に不可能と思われていたことが可能になるこの時代、きっと何か良い動きが出てくると思っています。ＰＨＲ以外にも様々なユースケースが考えられるため、楽しみです。

このインタビューでは医療×ブロックチェーンについて必要十分な情報や根拠を話しきれなかったため、一部の専門家の方に誤解を招く恐れがありビビッていますが、そこはご容赦いただければ幸いです。

ハイブリッドメディシンの時代〜医療のデジタルユビキティーへの変革

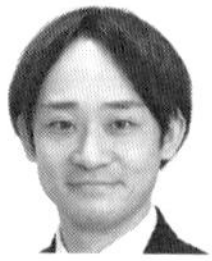

一般社団法人IoMT学会代表理事、
順天堂大学医学部附属順天堂医院眼科助教
猪俣武範

いのまた・たけのり
順天堂大学医学部卒。米ハーバード大学医学部眼科、米ボストン大学Questrom School of Business（経営学修士号［MBA］）留学。著書に、『ハーバード×MBA×医師 目標を次々に達成する人の最強の勉強法』（ディスカヴァー・トゥエンティワン社、2016年）がある。

加藤　猪俣先生は、第4次産業革命の技術革新が医療に与える影響をどうお考えですか？

猪俣　IoMT（Internet of Medical Things）や人工知能（AI）など、様々なテクノロジーが加速度的な進歩を遂げながら普及し始め、病院や医療といったヘルスケア産業においても全てを巻き込んだサービス革命の流れが動き始めています。こうした技術革新は、医療における技術、ビジネスモデル、バリューネットワーク（産業基盤）を刷新し、ヘルスケア産業に破壊的イノベーションを興すと考えています。医療の質を評価するためには過程を評価するプロセスアプローチが推奨されています。この過程を評価する方法は、例えば、心筋梗塞

一般社団法人IoMT学会代表理事、順天堂大学医学部附属順天堂医院眼科助教
猪俣武範

後の患者に血栓形成の再発を予防するためのアスピリン投与を行ったか、病院の指標としては、一年間に病院を受診した急性心筋梗塞患者の何％に退院時アスピリンが処方・投与されたかといったように、特定の臨床場面で治療を行えば健康アウトカムが最良になるということが分かっていて（＝エビデンス）、しかも大多数の患者に適用されるべき医療（＝標準医療）にどのくらい準拠していたかによって測ることができます。

標準医療が実際どの程度行われたかの評価は、どの程度診療ガイドラインに則ったかで評価することになります。これは別の言い方をすれば、エビデンスに基づいた望ましい診療と実際に行われている診療の格差（エビデンス診療ギャップ）を減らすということです。こういった診療の質についても後述するＩｏＭＴやＡＩでその評価や向上することができると考えています。

加藤　ＩｏＭＴはインダストリー4.0の流れもくんでいると聞いています。改めてインダストリー4.0について概略を教えてください。

猪俣　インダストリー4.0はドイツのメルケル首相主導で進んでいる２０３５年までの産業政策ビジョンです。製造業全体にわたる生産性の向上によるドイツ製造業の競争力の長期にわたる維持を目的としています。そのコンセプトは「スマートファクトリー（考える工場）」です。

これは、病院やヘルスケア産業でも非常に重要な戦略です。病院では病院幹部は各科の持つ技術力（ソフトウエア）の開発をリードし、病院全体で最適化していく必要があります。例えば、病院をスマート化することで、慢性的な医療者の不足をＩｏＭＴやＡＩを用いて補うことが可能になるからです。病院のスマート化で重要な三つのコンセプトは「つながる」「代替する」「創造する」です。

加藤　まず「つながる」とは、具体的には何がどうつながることを示していますか？

猪俣　「つながる」は、まさしくＩｏＴの概念ですが、我々は病院ならびにヘルスケア産業では「ＩｏＭＴ（Internet of Medical Things）」として提唱しています。病院において医療機器などにＩｏＴが搭載され、ＩｏＭＴ化されれば、病院における流通プロセスやオペレーションの改善が可能になります。さらには、診療の質の改善に重要な「過程」に関するビッグデータを集めることで、これまで評価することのできなかった時系列のデータを取得することも可能になります。これらのデータは病院に必要な「質と効率」の改善に役立てることができるはずです。

ここでは、基となるデータをどうやって取り込むのか、そしてそれを一カ所に集める方法はどうするのかが重要になってきます。また、そこでは安全なデータ環境の整備が必要になるのはいうまでもありません。

加藤　続いて、「代替する」とは具体的には何が代替するのでしょうか？

猪俣　「代替する」とは、医療であればＡＩやロボティクス、３Ｄプリンターなどが相当します。ＡＩによる自動診断、ロボットによる手術、３Ｄプリンターによるオーダーメードの医療機器の作製も可能になると思います。これらを柔軟かつ安全に病院で取り組むことができれば、病院の効率の改善ができるはずです。そうすれば、医師をはじめとする医療者はより患者に向けた付加価値の創造に集中することができます。

ＩｏＭＴ化によって収集したビッグデータをどう解析し、それを人間の役に立つ判断にどう結びつけるか、そしてその判断の結果をどのようにして人間に伝えるのかがＩｏＭＴを使った価値のあるサービスの実現に必要不可欠です。このように、ＩｏＭＴを使うことで、診療の「過程」を見える化することが可能となり、診療の「質や効率」の評価がより正確にタイムリーに行えるようになります。さらにＡＩやロボティクスにより、医療者は人間の持つ付加価値により注力した働き方をすることができるようになります。

加藤　今後、未来の医療はどのように変わっていくでしょうか？

猪俣　未来の暮らしやビジネスを語る上で、特に重要なキーワードとなるのが、今回のテーマの2030年より未来になってしまうのですが、「2045年」です。2045年は、「シンギュラリティー（技術的特異点）」に達すると予測されている年です。シンギュラリティーとは、人類が開発した技術が限界に達する地点で、それを超えた先には、AIが人間に代わって科学技術の進歩の主導権を握る未来がやってくるといわれています。

加藤　そのとき、医療はどう変わっているのでしょうか？　AIが医療の主導権を握る時代が来るのでしょうか？

猪俣　AIが人の知能を超えるかどうかについては議論のあるところですが、コンピューターの高性能化やセンサーの小型化が進み、おそらくあらゆるモノにコンピューターやセンサーが埋め込まれ、AIと自己学習機能を備え、自律的に行動する時代が来ると思います。医療をそういった科学技術の進歩が助けてくれることは疑いようのない未来ですが、そのときには、単純作業は機械に取って代わられる可能性があります。それは、人間の経験よりも、大量の事実データに基づいた意思決定が重要になると考えられているからです。

加藤　AIが人間の代わりに仕事をすることで、医師の役割はどうなるのでしょうか。

猪俣　私が予想する2045年は、人間とAIの持つ力を掛け合わせた「ハイブリッドメディシン」の時代です。ハイブリッドカーはガソリンエンジンと電気モーターを組み合わせた動

一般社団法人IoMT学会代表理事、順天堂大学医学部附属順天堂医院眼科助教
猪俣武範

力源を使う自動車ですが、ハイブリッドメディシンは人間とＡＩの二つの動力源を効率良く組み合わせた医療と定義します。

技術の進歩によって医療における人間の役割が全てなくなるとは思いません。確かにデータの価値の変化や技術のイノベーションは医療においても必然です。しかし、人間が持つ繊細な手技や心配り、そして新しいことを生み出す能力は簡単にはＡＩに取って代わられないように思います。むしろ、ガソリンエンジンと電気モーターを組み合わせたハイブリッドカーのように人間とＡＩがお互いの長所を掛け合わせたより良い医療「ハイブリッドメディシン」の時代になるでしょう。

加藤　ハイブリッドメディシン時代の医療に向けて、一言お願いします。

猪俣　ＩｏＭＴを用いたデータ収集、ビッグデータ、ＡＩなどの破壊的イノベーションは、医療の現場でもあっという間に身近なものになることでしょう。この破壊的イノベーションの産物であるＩｏＭＴやＡＩといった革新的なイノベーションがヘルスケア産業と当たり前のように融合する「医療におけるデジタルユビキティー」は近い将来現実となります。まさに今はこの変革期に差し掛かっている最中です。我々は、いち早く新しい技術がもたらす利点をつかみ、それを自らの事業が持つ優位性と組み合わせ、実行する必要があるでしょう。

2030年は「病院が選ばれる時代」になる

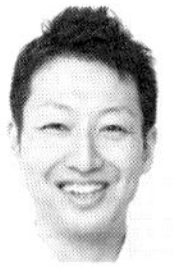

ハイズ株式会社人材戦略部長、
総合診療医
岩本修一

いわもと・しゅういち
広島大学医学部卒。ハイズ株式会社人材戦略部長。救急病院や診療所を経て、広島大学病院総合内科・総合診療科で教育に従事。「マネジメントが変われば医療はもっと良くなる」を実践・実現すべく、2016年から現職。現場に納得感のあるコンサルティングに定評がある。

加藤　臨床医を経て医療機関の経営コンサルティングをされている岩本先生に、2030年の病院経営について伺ってみたいと思います。どのように変わっていると思いますか？

岩本　少し厳しい見方と思われるかもしれませんが、2030年は医療財政がますます厳しくなり、患者からの選別眼もさらに厳しくなります。そんな中で、「病院のブランディング」が当たり前になっていると思います。つまり、「選ばれる病院づくり」の時代です。これまでのように「開けていたら患者が集まる」といった受け身の病院経営では戦えません。医療機関が患者から、職員から、地域からいかに選ばれるかをベースに経営戦略を立て、地域医

ハイズ株式会社人材戦略部長、総合診療医
岩本修一

療の中でポジションと役割を確立する必要が高まっていくと思います。

加藤　確かに、診療報酬が将来的に少しずつ下がっていく中で、それぞれの医療機関が生き残り戦略を考えていかなくてはいけませんね。具体的にどんなことに取り組むべきか想像がつかないのですが、既にブランディングに成功している事例などはあるのでしょうか?

岩本　成功事例として、1000床規模の急性期病院である倉敷中央病院（岡山県倉敷市）が挙げられます。患者は県内外から、医師や看護師は全国から集まる病院です。特に手術件数は年間約1万3000件と、外科系病院として全国でもトップクラス（2018年）で、全国的に有名なブランド病院です。特に「手術」が病院の収益を生み、地域医療における位置付けを確立させていることを理解しているため、ブランディングの核の一つとして「手術の病院」を打ち出し、投資にも積極的なのが注目すべき点です。

例えば、医師採用では、2015年に初めて行われた「研修医実技トライアウト」が話題になりました。「5㎜の折り鶴を作る」「昆虫モデルを組み立てる」など、これまでにない実技試験です。医療とは関係のない試験にも思えますが、この取り組みを通じて病院の知名度が上がっただけでなく、外科志望の医師に対して「手術の病院」とアピールできたと思います。このように、明確な「核」を持ち、その核を中心に自院の強さを形作っているのです。

加藤　何を売りにしていくのか、明確になっている医療機関は強いですね。一方で、病院の利益率は1％以下ともいわれています。

岩本　はい。医療機関の多くは、非常に厳しい経営状況にあります。私立の急性期病院の医業利益率は平均1％以下、自治体立の急性期病院は平均マイナス15．3％という状態です。

国の財政状況を考えると、今後も医療費抑制策は中長期的に続く見込みで、中途半端な病院経営を続ける余裕はないでしょう。地域医療の中で明確な役割を見出せなかったり、経営効率が低い医療機関は撤退を余儀なくされることもあり得ます。だからこそ、これからの病院経営は、「職員から、患者から、地域からいかに選ばれるか」を自ら考え、実行する、つまり「病院のブランディング」が重要になるでしょう。

加藤　私も臨床経験を積む傍ら、医療系ベンチャーにいくつか関わってきましたが、どの企業も生き残りをかけた戦略を立て、事業の明確な「核」を持っていたように思います。企業だけでなく、病院も必死で生き残り戦略を考えなくてはいけない時代になるのですね！ところで、「職員から選ばれる」医療機関とはどのような取り組みをすればいいのでしょうか？

岩本　「職員から選ばれる」のは、既に優先順位の高い経営課題の一つです。つまり、職員の採用と定着です。研修病院として有名になった国立病院機構栃木医療センターは、「総合

ハイズ株式会社人材戦略部長、総合診療医
岩本修一

診療の実践」を軸に、医師採用と診療システムの構築、研修体制の整備を行い、発展してきました。10年前に医局派遣の途絶から内科閉鎖の危機に陥ったとき、後期研修医だった矢吹拓先生を中心に総合診療の実践ができる病院として再建。今では20人以上の医師が在籍しています。強みを医師採用・地域連携につなげた病院ブランディングの好事例です。

採用に限らず、人事の話になると、「結局カネが優先事項」「条件が出せれば誰でも雇える」という方がいます。もちろん給与などの条件面の整備は必要ですが、「カネで来る人材はカネで去る」とも言われ、条件面だけで人材を引きつけるには限界があります。病院の強みと方向性を明確にして、病院が求める人材像を示すことが、中長期的には良い人材の採用と定着につながります。そこで、他院でなく自院を選ぶ理由と「つながり」をつくることが、職員に選ばれるためのブランディングとしてとても大切です。

加藤 次に、「地域から選ばれる」医療機関を目指すには、どんな取り組みをしていく必要があるでしょうか?

岩本 「地域から選ばれる」のは、医療政策の柱である「地域医療構想」や「地域包括ケア」の視点からも重要です。地域医療構想では自院の都合だけでなく、地域の医療需要や他施設との機能分担なども考慮して、最適な医療提供体制を地域主体で構築していくことが求められています。そのためには、各医療機関が地域における自院の立ち位置と役割を決めていかなければなりません。つまり、病院経営にもマーケット視点が必要になっているのです。この要を担うのが地域連携室です。地域連携室は、自院の経営戦略に基づいた連携体制をつくりながら、地域医療の各プレーヤーの変化をリアルタイムに把握して次の経営戦略に生かす役割が期待されます。

加藤　これからは、ますます地域医療の視点が重要になりますね！「患者から選ばれる」についても、これまでの病院経営とどこが異なるのですか？

岩本　「患者に選ばれる」ことについては、今も医療機関は取り組んでいると思います。昨今、病院の機能評価係数や入院基本料は、看護師配置や施設条件を満たせばいい「ストラクチャー評価」から、患者の状況や実施された処置などの「プロセス評価」の比重が大きくなってきており、病院は患者数を集めるだけでは儲からない仕組みになってきています。これから生き残っていくためには、病床機能や専門性にマッチした患者を集める必要があります。病院を選択する際の最終意思決定者は、患者やその家族ですから、患者・家族・地域住民に対するブランディングも医療機関の経営において重要です。

医療機関がよく陥るのが、「良い医療を提供していれば患者は集まる」という思い込みの

ハイズ株式会社 人材戦略部長、総合診療医
岩本修一

落とし穴です。確かに、医療機関として「良い医療」を提供することは大前提ですが、それが認知・理解されなければ、患者は集まりません。そこで、広報という視点が必要になります。積極的に自院の良さを知ってもらうための情報発信です。それらを通じて、自院と患者、住民をつなぎ、長期的な関係構築を行って、自院のファンを増やしていく必要があるのです。

加藤 こうした三つの観点から、今後の医療機関の経営にはどんな人材が必要になると思われますか？

岩本 病院経営を担うマネジメント人材が今後10年で大事になってくると考えます。良い病院経営は良い現場をつくり、良い現場が良い医療につながります。良い医療を適切な患者に効果的かつ効率的に届けるためには、マネジメント視点が必要です。

ここにテクノロジーをどう関連させるかは、使い方次第です。例えば人工知能も遠隔診療も全てツールです。それ自体に良いも悪いもありません。この数十年で医療技術は大きく進化しました。次の10年が、情報技術の進化によって医療に大きな変化を起こしたとしても不思議ではありません。技術の進化を注視していくことは病院経営においても必要だと思います。現場視点とマネジメント視点をうまく組み合わせれば医療はもっと良くなると信じて、いまの仕事に励んでいます。

現場の常識や価値観を覆すソリューションを提供したい

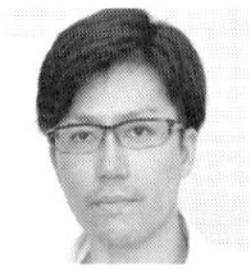

AMI株式会社代表取締役、循環器内科医
小川晋平

おがわ・しんぺい
熊本大学医学部卒。循環器内科医。AMI株式会社代表取締役。個人では総務省「異能vation」に選ばれており、国から「異能な人（変な人）」として認定された。法人で開発中の「超聴診器」は、複数のアクセラレータープログラムで最優秀賞を獲得し、NEDO-STSにも採択された。

加藤　小川先生は、２０３０年の医療の姿はどうなるとお考えですか？

小川　今までの医療は「病院完結型」でした。これからは「地域完結型」に移行し、厚生労働省が推進している地域包括ケアシステムが浸透していくと予想されます。そうなると、迅速かつ適切な医療・介護サービスを提供するために、多職種間・遠隔での情報共有がますます重要になるでしょう。日本は世界に先駆けて高齢社会となっていますが、これはある意味チャンスと考えることもできます。２０３０年に向けてこの変化に対応した新しい医療機器が次々に日本国内で誕生し、グローバルに広がっていくことを期待しています。

加藤　なるほど。先生の専門である循環器領域についてはどのようにお考えですか。

小川　循環器疾患や脳卒中の多くは、遺伝的因子・環境因子・生活習慣病（高血圧、肥満、糖尿病、脂質異常症）の合併症として、動脈硬化を基盤に急性発症する疾病群です。合算した死亡数は、75歳以上のいわゆる後期高齢者では、癌による死亡数を上回っているといわれています。また、急性期の死亡率が高いことはもちろんのこと、急性期を乗り切ったとしても増悪と再発を繰り返し介護が必要になることが多いのが循環器領域の疾患です。ここに、総医療費の約20％を費やしているのが課題です。

ただ、この領域も日進月歩です。近年、カテーテル治療が非常に注目されています。2013年に大動脈弁狭窄症の治療法として保険適応になった経カテーテル大動脈弁置換術（TAVI）を筆頭に、心房中隔欠損症カテーテル治療（ASO）や慢性血栓塞栓性肺高血圧症に対するバルーン肺動脈形成術（BPA）、僧帽弁閉鎖不全症に対するAVJ-514（治験機器識別コード、欧米での商品名はMitraClip）のように、カテーテルでの治療が可能となった疾患は増えており、今後も様々な治療法が確立されると期待されています。

2030年に向けて治療の選択肢が増えるということは、それだけ予防医療の重要性が増すと考えています。一次予防（健康づくり）、二次予防（早期発見、重症化予防）、三次予防（再発予防）のいずれの段階でも、今後ICT化が進むと考えられます。また、二次予防と三次予防という点では、自動化、人工知能技術の導入も避けては通れないでしょう。

加藤　小川先生が描く医療の未来に向け、逆算して取り組まれていることを教えてください。

小川　近年、大動脈弁狭窄症は最も注目されている心疾患の一つとなっています。本疾患の有病率は後期高齢者で12％という報告（Osnabrugge RL, et al. J Am Coll Cardiol 2013; 62: 1002-12.）もあり、決してまれな病気ではありません。胸痛や失神、心不全だけでなく突然死の原因にもなり、症状が出てからの平均生存期間が3年といわれている、とても怖い疾患です。薬物治療の効果が乏しく、これまで根治治療は開胸手術しかありませんでした。しかし、2013年にTAVIが保険償還されたことで治療の選択肢が増えたこともあり、症状がまだ表立って現れていない段階から大動脈弁狭窄症をスクリーニングすることが重要視されています。しかし、実臨床ではまだしっかりと取り組めていないのが現状で、これを課題だと考えています。

心臓弁膜症の検査方法としては心臓超音波、心音図、カテーテル検査などがありますが、侵襲度や技術、検査時間、費用の面でスクリーニング検査には適していないといわれています。一方で、既存の検査方法で心臓弁膜症のスクリーニングに有用なものは「問診」と「聴診」ですが、どちらも医療従事者の技術や経験、環境に左右されてしまうという側面を持っていますし、夜勤明けや忙しい診療の合間などは通常時の診断能力が発揮できない可能性もあります。つまり、現状の課題は心臓弁膜症をスクリーニングするための、安全で簡便、かつ低価格で高感度な検査方法がないことです。そこで私は、ないのであれば開発しようと考え、研究開発を開始しました。

加藤　小川先生の開発しているものについて詳しく教えてください。

小川　心音を解析する研究はこれまでも国内外に多数存在しました。しかし、実現しなかった一番の理由は、音だけで解析することに限界があるためだと考えました。無音室での実験段階では良い結果が得られても、実臨床では空調や隣室での話し声があります。また不整脈があったり、息止めができない患者もいるので、現場ではなかなか使うことができませんでした。そこで私は実臨床の場でも活用できるよう着目点を変えて、音だけでなく心筋活動電位の発生タイミングと合成することで精度の高い自動診断アシスト機能を実現することを目指しました。加えて、数理モデル型アルゴリズムを用いた音響情報識別技術により診断アシスト機能の実装を目指しています。現時点で既にハードおよびソフトウエアのプロトタイプは完成していて、今後は量産試作と臨床試験の実施、薬事承認を目指しています。

　また、サービスづくりにも取り組んでいます。特に地方で今後さらに重要性を増すことが確実視されている遠隔診療は、中でも予防医療の領域と相性が良いと考えています。九州は、全国を上回る速度で人口減少と高齢化が進行する「課題先進地域」といわれています。一方、健康寿命の延伸を実現していくためには、課題を機会と捉え、ヘルスケア産業づくりの先導的地域として積極的な取り組みを推進することが期待されています。私たちが自治体と協力して遠隔医療を用いた予防医療の取り組みを行ったところ、高く評価していただき、九州ヘルスケア産業推進協議会からヘルスケア産業づくり貢献大賞に選ばれました。まだまだ課題は山積みではありますが、サービス実装に向けて一つひとつクリアしていく予定です。

加藤　小川先生がものづくりだけでなく、サービスづくりなど多角的に心音の解析という困難な課題に立ち向かえるのは、どういう思いからなのでしょうか。

小川　現場の常識や価値観を覆すソリューションを提供したいと考えています。例えば、血圧測定は診察室で医療者が直接行うのが当たり前でした。自動血圧計の研究が進んだのも1970年代になってからで、1980年代には振動法による自動血圧計が家庭用としても商品化されるようになりました。

　それが30年たった今では、一家に一台家庭用血圧計がある時代になりつつあります。循環

AMI株式会社代表取締役、循環器内科医
小川晋平

器領域のガイドラインでも「家庭血圧」という用語が当たり前のように出てきて、今では診察室血圧よりも重要という位置付けにまでなりました。「～なければならない」という価値観を変えるのは大変です。実際に自動血圧計も「血圧は医療者が計測しなければならない」という価値観を変えるのは大変だったでしょう。それが今や、「白衣高血圧」という概念ができ、むしろ各家庭で測定した血圧の方が正確だという時代になるとは、自動血圧計が出てきた初期の人は誰も想像しなかったのではないでしょうか。

聴診を自動化する、遠隔医療で予防医療を行う、などというのは現時点では受け入れられない発想かもしれませんが、技術革新により「～なければならない」という価値観を変えるような画期的な医療機器やサービスの開発をしたいという思いで、これからも研究開発を進めていきます。

ＡＩ医療機器で他の医師が「匠の技」を活用できる未来を

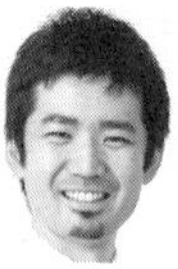

アイリス株式会社代表取締役、救急医
沖山　翔

おきやま・しょう
2010年東京大学医学部卒。日本赤十字社医療センター（東京都渋谷区）救命救急科での勤務を経て、ドクターヘリ添乗医、災害派遣医療チーム（DMAT）隊員、船医として勤務。2017年アイリス株式会社を創業、代表取締役。人工知能学会、情報処理学会所属、救急科専門医。

加藤　救急医として臨床に携わられた後、ベンチャー企業に関わり、現在は起業されている沖山先生は、２０３０年に向けて医療はどう変わるとお考えですか？

沖山　いろんな軸があると思いますが、２０１８年現在で「医療」と呼ばれる領域については、２０３０年も大きく変わっていないのではないでしょうか。医師が診察、問診などをして、治療といえば投薬か手術という現在の医療の姿が続いているでしょう。とはいえ、医療全体としては、その裾野がヘルスケアなど外側へ広がって、カバーされる範囲が大きくなっていくと思っています。

加藤　裾野が広がるという話をもう少し詳しく教えてください。

沖山　何千年も人類が取り組んでいる医療が、突如激変するわけではありません。ただ、これまでとは違ったアプローチとして、患者と医療の接点が増えるような変化が出てくるのではないでしょうか。今まではリソースの問題でカバーしきれていなかった部分をテクノロジーが補うことで、医療のアウトカムは良くなるのではないかと思います。患者自身も含めて、今より多くの人が医療に携わって、24時間３６５日体制で何かしらの「医療」が提供される、ということになります。医療全てを医師が行うのには限界があるので、看護師や看護助手などコメディカルへの権限委譲が進んでいくでしょう。そして、その中の一部はデータ入力などの単純作業を自動化するロボティクス・プロセス・オートメーション（ＲＰＡ）に移行されていくというのがトレンドになると思います。ウエアラブル機器も医療用アプリも、医療従事者のリソースはそのままに、患者が医療と関わる接点を増やしてくれるツールです。

「医師の仕事の全てが人工知能に代替される」、「医師がロボット化され、複雑な手術が全自動になる」という話は遠い未来の話としてよくありますが、２０３０年だとまだ早いと考えています。今の人工知能（ＡＩ）やロボットは、一つの作業にしか特化していない、汎用性がないもので、ディープラーニングも同様です。ディープラーニングができるようにしたこととといえば、今まで人間がプログラムしなければならなかったものを、学び方と学ぶ材料だけ与えれば勝手にアプローチを見つけられるようにした、ということです。もちろんこれも大きなブレイクスルーではありますが、一つの作業内という枠はまだ飛び出ていません。世の中の職業のほとんどはマルチタスクなので、それをロボットやＡＩが代替するにはハードルが高く、たとえ一部の技術的なハードルを乗り越えたとしても割に合わない高コストになると思います。

このような文脈で考えると、大卒で医療の専門性があっても時給２０００～３０００円とそれほど高くなく、フレキシブルにマルチタスクをカバーできる人間はある意味とても効率的な存在です。コストが人間より安く、さらに性能でも守備範囲の広さでも上回るＡＩを開発するのは相当難しいことなので、人間を使う方がロボット化するよりも安いという事例は、意外かもしれませんがいろんな領域で起こっています。ロボットやＡＩは、一つのことだけをやらせるにはいいのですが、例外に対応するためには、結局それを監督する人間が必要だったりします。自動化できる単純作業は自動化し、そうでない部分については医師からコメディカルへ、医療者から非医療者へ、病院の中から外へ、と裾野が広がっていくことで、結果的に人々と医療との接点が増え、医療の質が上がるというのが一つかな、と認識しています。そして2030年に向け、医療者自身が主体的に目の前にある医療課題の解決に取り組むという大きなトレンドが、医療業界にもやってくると思っています。

加藤 医療者自身が目の前の課題を直接解決していくということが、昔はできなくて今ならできるようになっているのはなぜなのでしょうか？

沖山 今は、課題解決の手段自体がパッケージ化されていることが大きいと思います。例えば、プログラミングは昔であれば大学や大学院で習うものでしたが、今は小学生でもオンラインで学べるようになりました。これはプログラミング言語自体が直感的に分かりやすくなってきていることもありますが、プログラミング自体も全部一から書くのではなく、いいライブラリーを集めて切り貼りするという作業になってきているためです。つまり、技術がコモディティー化してきたことで、問題解決の実現可能性が非常に高くなってきたのです。

そのため、問題解決できる人の条件としては、その人の頭の良さよりも、どれだけ未解決のニーズに触れ合っているか、解決するためのポイントを嗅ぎ分けられるかが重要になってきています。医療でいうと、解剖学などの医学的素地がしっかりあった上で、さらに現場のニーズに毎日触れている人だからこそ思い至る解決手段があると思っています。

加藤　そうすると、どんな技術がコモディティー化されて使えるようになっているかを今から知るべきなんでしょうか。

沖山　そうですね。それを学ぶなら、今は医療現場の外で学ぶのも選択肢の一つかもしれません。医療は規制産業のためテクノロジーが導入されるのが遅かったのですが、それは逆に考えれば、他の領域で解決済みの課題など、参考になる前例がたくさんあるということでもあります。他業界の例を取り入れるだけで解決できることが、まだたくさん残っているという点は医療にとって良かったことですね。

加藤　そんな沖山先生が未来を意識し、逆算してやっていることを教えてください。

沖山　これまでは、テクノロジーへの知見を深めることを意識して時間を割いてきました。技術の今の姿だけではなくて、将来どういうことに応用できるのか、どのような限界を抱えているのかという根っこの部分を見たいというのが目的だったので、背景にある数学や統計学、物理学の勉強もしていました。

そして、今までなかった解決手段を使って医療の課題の解決をしていきたいと思い、2017年11月に会社を創業しました。私たちの会社で取り組んでいることは、一部の熟練した医師が持つ「匠の技」を他の医師が活用できるような世の中にすることです。全医師が

アイリス株式会社代表取締役、救急医
沖山 翔

匠の技を持つ世界になれば、医療過疎地でも専門医と同じように病気が診断できたり、今は治療できていない患者を治療できたりすると思います。そこで、匠の判断能力やパターン認識、問診内容にある言語パターンなどをディープラーニングによってプログラム化し、他の医師に引き継げるようにしています。匠の技は一つひとつ形が変わってくるので、それぞれの技に対応したAI医療機器を開発していきたいと思っています。

これには、自分の救急医としての原体験が深く関わっています。救急医は、浅く広くなんでも診られることがアイデンティティーの一つです。一方で、目のことは眼科医の方が詳しいし、心臓のことは循環器の医師の方が詳しいので、「この疾患は自分が一番詳しい」という領域が他の診療科の医師に比べて少ないのです。そのため、救急医としての深みはあっても、疾患単独でいうと専門の先生の深みには及ばないと感じていました。

しかし、専門科の先生方が持っている技を、全部一人で兼ね備えるのは無理です。だからといって、24時間365日、全診療科のプロが病院にそろっているというのも現実的ではないですが、それがネックになって救えない患者がいるというのはすごく不幸なことだと思っていました。AIの技術で解決できる領域もたくさん残っているはずです。現場の医療課題に対して、これまでとはまた違った方向から解決に向けて取り組んでいる毎日です。

患者の受診行動変容で、限りある医療資源の適正利用を目指す

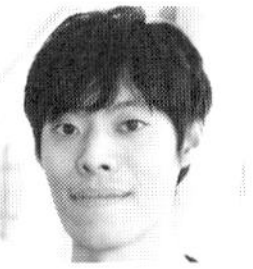

メディサイド株式会社代表取締役、
整形外科医
菊池　亮

きくち・りょう
2010年帝京大学医学部卒。現在も同附属病院に勤務している。2016年にメディサイド株式会社を設立し代表取締役に就任。救急現場を変えるにはクリニックの供給量を増やす必要があると考え、夜間特化型のクリニック「ファストドクター」の提供を開始した。整形外科専門医。

加藤　菊池先生は、大学附属病院に勤務しながら夜間特化型のクリニック「ファストドクター」を立ち上げられましたよね。サービスの内容については後ほど伺うとして、どのような課題を感じられてのことだったのでしょうか。

菊池　限られた医療資源である救急車や、その受け皿となる救急指定病院が不適切に利用されている実情は、解決しなければならない課題だと考えてきました。実際、２０１６年の救急自動車による救急出動件数は６２０万９９６４件（対前年比15万５１４９件増、2.6％増）、搬送人員数は５６２万１２１８人（対前年比14万２８４８人増、2.6％増）で、救急出動件

数、搬送人員数ともに過去最多となっています。総搬送人員数のうち約半数が軽症の傷病者となっています。

また、特に増えているのが、高齢者の搬送人員数です。２０３０年の日本の人口は、約１億１９１２万人と減少する一方、そのうち31．１％に当たる約３７１５万人が65歳以上の高齢者になると予測されています。３人に１人が65歳以上の超高齢社会における課題は、高齢者増による医療需要の急増にどう対応するかだと考えます。また、健康寿命（健康上の問題で日常生活が制限されることなく生活できる期間）と平均寿命の差は、男女ともに10年前後となっています。これは、歩くことが困難な高齢者が今後増えることを示唆します。医療機関へのアクセスが困難な高齢者による救急自動車利用は、今後もさらに加速すると考えられます。

加藤　医療機関へのアクセスが困難な患者に対しては、医療相談サービスも増えてきたと思いますが、それでもまだ状況は改善されなかったのでしょうか。

菊池　そうですね、２００７年には東京消防庁が救急相談センターを、２０１０年には各都道府県が子ども医療電話相談事業を開始しました。さらに、不必要な救急受診を減らすことを目的とし、様々な民間企業が医療相談サービスを提供しています。他にも、紹介状なしに救急指定病院を初診する際にかかる際の選定療養費が２０１６年に義務化されました。これは、医療費の自己負担額を引き上げることで、不必要な救急受診に歯止めをかけようとした施策です。

医療相談サービスの利用者数は年々増加していると報告されていますし、各病院の選定療養費は、５０００～８０００円が大多数で、決して安価ではありません。しかし、こうした取り組みが行われても夜間の救急自動車の出動件数は増加の一途をたどっていますし、当直現場の患者数が減った実感もありません。つまり、非対面での医療サービスや金銭的ディスインセンティブでは、患者の受診欲求を抑制できない可能性があるのです。こうした患者に対しては、対面での医療サービスが必要になります。

しかし、現時点で夜間に対面での医療サービスを提供しているのは二次・三次救急医療機関に限られています。ここに数多くの患者が押し寄せるために、医療現場は過酷な労働を強いられています。さらに、２０１６年の総務省の報告によると、１１９番通報を受けてから救急自動車が現場に到着するまでに要した現場到着所要時間は、全国平均で8.5分。１１９番通報を受けてから病院に収容するまでに要した病院収容所要時間は、全国平均で39．３分でした。この現場到着所要時間と病院収容所要時間は、どちらも延伸傾向にあります。

ここで留意すべきは、夜間における受診患者の約5割から7割（小児は9割）は入院が必要ではない軽症患者だったという報告です。軽症患者による貴重な医療資源の消費は、本当に医療が必要であった重症患者の元に医療が行き届かない問題を内包しています。救急対応の遅れは重症患者の治療の遅れにつながっている可能性があり、このような課題を解決するには、軽症患者の受診行動をコントロールする必要があると考えています。

加藤　高齢者の医療需要の増加から軽症患者の受診行動のコントロールの話につながるのですね。具体的にはどのようにコントロールすればいいのでしょうか。

菊池　軽症患者の受診行動を変える方法の一つは、医療費の自己負担率を高めることです。過去の実例として、1997年に組合や政府管掌などの健康保険で自己負担率が1割から2割に引き上げられた際、その前後で、多くの年齢層において所得水準を問わず、実際の受診率と受診欲求の間の乖離が縮小したという報告があります。一方、2003年に2割から3割負担に引き上げられた前後では顕著な変化が見られませんでした。受診率は患者本人の意識や自覚症状など主観的な指標に大きく依存する面もあり、必ずしも客観的な受診欲求を正確に反映するものとはいえません。また、自己負担率の引き上げは低所得者層の受診抑制につながるともされ、注意が必要です。

加藤　そこで菊池先生がサービスを立ち上げられたんですね。

菊池　はい、患者の受診行動を変えるもう一つの手法が、患者利便性がより高いサービスを提供することです。東京都では、平日17時を過ぎてから患者の受け入れを行う医療機関のほとんどが二次・三次救急医療機関に限られていました。各自治体や地区医師会が運営する診療所はあるものの、22時を過ぎるとそれらも閉まってしまうため、以降は患者が大病院に集中する構図となっています。夜間に外来を受診する患者のほとんどが軽症患者であることを踏まえると、本来活発に診療すべきはクリニックだと考えています。

私は、そんな課題を解決するために「ファストドクター」を立ち上げました。これは、限られた医療資源である救急自動車や救急指定病院の不適切な利用を抑制するため、クリニックで軽症患者の対応を完結することを目的として始めました。

現在、クリニックは東京、千葉、埼玉の三拠点にあり、それぞれ外来と往診による患者受け入れを行っています。利用者数は徐々に増加しており、満足度も高いようです。このような患者利便性が高い夜間特化型のクリニックが、軽症患者の受診行動の変容を促す一助になればと考えています。

加藤　本来、往診は通院困難な患者のためのものです。過剰な往診になって、医療費が余計

メディサイド株式会社代表取締役、整形外科医
菊池亮

に増えるということにはなりませんか？

菊池　確かに、過剰な往診は医療費を底上げする危険性があり注意を要します。ここは、遠隔医療相談と適切に組み合わせることにより、必ずしも受診が必要ではない患者の救急外来受診を抑制できると考えています。ファストドクターでは、軽症かつ診療の必要性が低いと判断した患者には、エバーセンス社と共同で行っている小児医療相談サービス「キッズドクター」を紹介しています。同サービスは、妊娠・育児を応援するメディアを運営するエバーセンス社が開発したスマートフォン向けアプリケーションで、アプリ内からファストドクターの医師による医療相談を受けることができるというものです。医師に直接相談ができるため患者の満足度は高いようで、医療相談のみで解決できた症例も数多くあります。

私は、医療相談と通院、往診、救急自動車と適切な選択ができることが患者の受診行動の変容を促し、限りある医療資源の適正利用へつながると考えています。

共感力の高い空間を病院や診療所内にデザインする

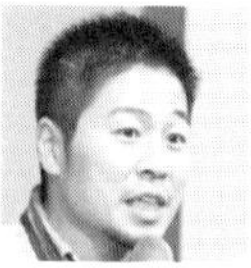

医療法人社団新潮会理事長、経営心理士、整形外科医

北城雅照

きたしろ・まさてる
北里大学医学部卒。医療法人社団新潮会理事長、整形外科専門医、経営心理士。5つの診療科が入った医療モールと回復期リハビリテーション病院が併設した医療施設を2019年4月に東京都足立区に開設予定。またAI時代を生きる人間中心の経営を説く、経営心理士の資格も持つ。

加藤　北城先生はどのような経緯で医療法人の理事長になられたのでしょうか？

北城　2017年に、41床の医療法人を事業継承しました。僕も2030年以降の医療のあり方について思うところがあり、有床の医療機関でやってみたいという構想がありました。共通の知人から前理事長をご紹介いただいたとき、僕の思いに共感していただき、そのご縁で今の医療法人を引き継がせていただく運びとなりました。

加藤　2030年以降の医療のあり方で先生が考えていた構想とはどんなものですか？

北城　2030年に向けて、避けられない大きな流れが三つあると考えています。一つ目は、2030年には65歳以上の高齢者の割合が人口の30％を超えることです。この人口動態予測は、もう避けられないものでしょう。そして二つ目の流れは、この人口動態予測を受け、65歳以上の高齢者はこれまでの支えられる側ではなく、支える側に回ってほしいと国が考えていることです。医療は統制経済ですので、国がその方針で動くと考えているのであれば、これも避けられません。三つ目の流れは、医療費削減のためにお金のかかる入院治療をなるべく減らし、自宅で医療を提供する流れです。しかし、現在入院加療を受けている患者が単に家に戻るだけでは、医療サービスを自宅まで運ぶという間接経費が増大するだけで、むしろ医療費は増えてしまいます。そこで国は、入院加療から在宅療養へスムーズに移行できるように亜急性期サービスの充実を進めています。

これら三つの流れから、これからの医療が目指すべき方向が見えてきます。65歳以上の方がいつまでも健康でいられるようにすること、入院が必要になった場合も自宅で経過観察できるまで回復させること、そして、なるべく医療費がかからない方法を選択することの三つです。

そこで現在、「内科、小児科、耳鼻科、眼科、整形外科の入った医療モール」と「地域包括ケア病床を持つ回復期リハビリテーション病院」が併設する施設を建設中です。この施設では、急性期を越えた患者を病院側で引き受け、自宅に帰れるように身体的・環境的な問題を解決し、退院後はモール内のクリニックで定期的な経過観察を行います。つまり、地域包括ケアの医療部分にワンストップで対応できるのです。

同時に、モール内のクリニックでは、いつまでも元気でいるため、つまり支える側の高齢者になっていただくための取り組みも行います。テーマは、「毎日行きたくなるクリニック」です。様々な仕掛けを準備しておりますが、最も特徴的なのは、健康になるために必要な知識と設備を安価で提供するサービスです。月額3000円で、当院のリハビリ施設にあるサーキットトレーニングを毎日利用でき、月1回の体組織測定とその結果に基づいて栄養士やトレーナーからフィードバックを受けられます。毎日来たくなるように、利用回数によってバッジがもらえたり、ガチャガチャが回せるといったゲーミフィケーションの要素も取り入れます。もちろん、このサービスは自費で行います。保険を使用しないので、毎日利用していただいても医療費の負担を増やすことはありません。

加藤　面白い取り組みですね。最近はARやVRの発展も目覚ましく、自宅にいながらリアルに近い体験ができるようになってきています。2030年にはもっと進歩していると思うのですが、その点についてはどうお考えですか？

医療法人社団新潮会理事長、経営心理士、整形外科医
北城雅照

北城　確かに、仮想現実は今よりももっとリアルな体験に近くなっているでしょうね。でもそんなときにこそ、リアルでしか体験できない「触れ合い」や「つながり」がさらに価値を増していくのではないかと考えています。

現在、インダストリー4.0やソサエティー5.0などが話題になっていますが、それを利用する人間は、少なくとも有史以来は進化しておらず、「ヒューマン1.0」のままだと僕は感じています。むしろテクノロジーの進歩によって、「人間とは何か?」という哲学的な問題がより鮮明に浮き彫りになってきたと感じています。そして、医療は人間を対象にしている以上、この問いに対して真摯に向き合うべき立場にあります。僕は、最も人間らしいものは「共感する力＝共感力」だと考えています。仮想空間では得られない、現実の空間だからこそ得られる「触れ合い」や「つながり」を大切にする。そんな共感力の高い空間を病院や診療所内にデザインすることが、今の僕の仕事だと考えています。

テクノロジーは、あくまで道具。つまり手段であって目的ではありません。僕の目指す医療の目的は、「目の前の患者を健康にすること」です。健康になるためには、運動や食事も大切ですが、これらと同様に大切なこととして、社会へのつながりや希望・目標を持つことが挙げられています。なかなか自宅を出られない患者にとって、仮想現実は社会へのつなが

りをつくるための一つの有効な手段だと思います。しかし、その手段を通じて運動機能を回復し、リアルの場所まで行くことを最終目標としてほしいのです。そんな最終目標になれる病院にしたいです。好きなミュージシャンのライブがあったら、ＶＲで体験するより会場に行って肌でその場の空気を感じたいじゃないですか。そんな空間を医療につくりたいですね。

加藤　先生のおっしゃる通り、共感力や人間力は僕も大切なことだと考えています。今後、人工知能（ＡＩ）の発展によって、今まで医療を含め情報格差の上に成り立っていた業種にはこの10年で大きな変化が求められると思います。医療に限っていえば、セルフメディケーションの発展が一つの例として考えられます。例えば、自宅で問診アプリを開き、質問に答えるとＡＩによって診断がなされ、その診断に対する市販薬を教えてくれる。そんなことが考えられます。そうなると、実際に病院に行かなくても対応できることが増えてくる。ではどんなときに人はリアルのサービスを利用するのかといえば、その鍵が人間力ではないかなと。

北城　全く同感です。それが、「毎日行きたくなる」理由につながると考えています。ＡＲやＶＲが発達すれば、自宅でもそれなりに効果のある医療は提供できるようになるかもしれません。しかし、「あのクリニックに行くとなんだか楽しいからやっぱり行きたい」と思ってもらえるような存在になりたい。今後は自動運転などの発展によって移動に対するハードルも低くなっていくことでしょう。そうすれば、アクセスに対するハードルも低くなるので、自宅を出るのが面倒だという考えよりも、受診してみんなと一緒に運動する方が楽しいという考えが勝るのではないでしょうか。

ただ僕は運動器の専門家なので、自動運転ではなく、自分の足でクリニックまで来てほしいですけどね。そして、そのような関係性を患者と築ければ、まさに医療が必要になったときに当院を一番に思い出してもらえる。つまり、患者の頭の中に当院のイメージができあがっている。そんな存在になれることを目指しています。

少子高齢化はイノベーションを興すチャンス

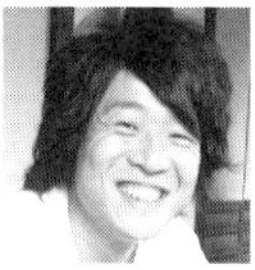

千葉西総合病院産婦人科、
ヤフー株式会社産業医
近都真侑

きんつ・まさゆき
近畿大学医学部卒。2年間の初期研修中に、お産した患者さんの夫が、父になった喜びで涙した姿に感動し、産婦人科医になった。現在はヤフー株式会社の産業医や、ITを使って医師の働き方改革のお手伝いをする株式会社 Healtheeone のプロダクトマネージャーも務める。

加藤　産婦人科医と産業医として活動されている近都先生は、２０３０年の医療について、どんな変化があるとお考えですか？

近都　産婦人科医として思うのは、不妊治療の分野は間違いなく進歩するということです。２０２０年には日本人女性の半分が50歳以上になります。そして、女性の晩婚化と高齢化に伴い、不妊に悩む人も増えていくと思います。

医学の発達とともに検査の精度が高まり、出産前に胎児の異常を発見できるケースが増えました。高齢出産が増えていることもあり、お腹の赤ちゃんの先天性異常の有無や、ちゃん

千葉西総合病院産婦人科、ヤフー株式会社産業医
近都真侑

と生まれるのかどうかが気になる人は多いでしょう。そこで、出生前診断をしたいという人は増えています。出生前診断では遺伝学的な情報に限らず、胎児の個体としての発達・発育などを調べます。例えば、妊娠中の定期健診で受ける通常の超音波検査も、広い意味では出生前診断の一つです。

今は、出生前診断というと、妊娠中の胎児の染色体や遺伝子に異常がないかを調べる出生前遺伝学的検査のことを指す場合がほとんどでしょう。この出生前診断の本当の目的は、赤ちゃんを望む人に向け、生まれた後の赤ちゃんが健康に育つよう成育環境を整える準備をすることが目的なのです。お腹の中にいる段階で胎児の病気を見つけられれば、新生児医療を行える分娩施設への転院を検討したり、出産後すぐに治療を開始できるよう準備することもできます。しかし、赤ちゃんに異常が見つかれば妊娠を諦めるための検査と捉えられがちなのが現状です。将来につながる希望を見出すための技術でありながら、実際には高齢出産などの不安から出生前診断を受け、異常が見つかったら産まないことを選択する人もいるという難しい問題を含んでいる技術です。

加藤　技術の進歩により、出産前にいろいろなことが分かってしまう分、厳しい選択を迫られる可能性も多くなりそうですね。

近都　出生前診断を受けることで心の準備ができるケースもあれば、胎児に異常があることを知ってしまったがゆえに悩みが深くなることも考えられます。そこで、日本産科婦人科学会としては、検査を受ける方に高齢出産や遺伝性疾患を持つ方などの条件を付けている状況です。ですから、妊婦から採血した血液中の遺伝子を解析することにより、胎児の染色体や遺伝子を調べる非侵襲的検査である「新型出生前診断」や着床前スクリーニングは希望者全員が気軽に受けられるものではありません。

まだ一般的な検査ではありませんが、着床前診断という技術もあります。着床前の遺伝学的診断は、当初は特定の遺伝性疾患を対象に始められましたが、今では高齢妊娠の方が出産につながらない胚移植を防ぐためのスクリーニングに重心が移っています。どういうことかというと、高齢妊娠の方は染色体異常の卵子が多く、出産に至らない受精卵が多いわけです。現在の不妊治療では、出産できそうな胚を主に目視で選んでいるので、染色体異常があっても分かりません。着床前スクリーニングでは全ての染色体を調べるので、移植しても生まれない胚が正確に判別できます。こうした流産を防ぐ技術も、今後進歩していきそうです。

加藤　次に、産業医としてはどんな技術に注目されているでしょうか？

近都　産業医としては働き方改革に興味があります。現在、働き方改革の名の下にいろんな企業が取り組もうとしているのは、少子高齢化が進むことで減少する労働人口を、ＩＴやロボティクスの力や女性の活躍で補おうとしていることがメーンであると僕は解釈しています。ですから、少子高齢化はチャンスだと思っています。

加藤　少子高齢化は労働力が毎年減り続けるという意味で日本社会にとって大ピンチだと思うのですが、なぜ「ピンチがチャンス」になるのですか？

近都　この先、労働を補うテクノロジーが大事になるのは間違いありません。その技術を日本は労働人口の低下という大義名分の下に開発できるのです。今後、生産人口が増える国ではなかなかできません。ここでイノベーションを興せれば、世界に冠たるソリューションが作れるのではないかと思っています。

臨床医と産業医の立場から身近なものとして特に興味があるのは、医師の働き方改革です。医師不足や医師の過重労働をどう解消するかということです。医師不足は、医師の分布に地域偏在があることと、診療科に偏在があることが大きな問題だと思っています。これは、すぐには解決できないことだと思うので、まずは自分ができるところから始めています。具体的には、身近な労働環境の改善です。医師の業務には、診療などの医療業務以外に、紹介先の病院への返事や保険請求などの書類仕事、クリニックマネジメント、学会参加などがあります。全てをこなそうとするととても忙しく、特に医師の足りない地方では一人の医師にかかる負担が顕著に大きく、事務仕事を手伝ってくれる人も少ないのでさらに時間がなくなります。医師が書類業務などに追われて本来の業務である医療に向き合えないのはおかしいと思い、HealtheeOne 社を手伝っています。

ここでは、医師免許が必要ない業務のお手伝いをするサービスを提供しています。医師の業務負担を減らし、患者一人当たりの診療に時間をもっと割ける未来を作りたいと思っています。数時間待って診療の時間は三分だけという「三分診療」などの言葉で表される医療は、僕たち医師も望んでやっているわけではないのです。

加藤　イノベーションが加速する中で、注目されている技術はありますか?

近都　僕が最近注目しているのはブロックチェーンです。ブロックチェーンとは、簡単にいうと「みんなで持ち合ってみんなで使えて、誰も改ざんできない台帳」です。その台帳はみんなが監視しているために改ざんが難しいということです。できたばかりの技術なので、ネガティブなニュースもよく見られますが、世界をいい方向に導く技術だと思っています。医療分野では、電子カルテやＰＨＲ（Personal Health Record）などの医療・健康情報記録を様々な医療機関で共有できる仕組みに応用できると思っています。他にも、医薬品の管理や

千葉西総合病院産婦人科、ヤフー株式会社産業医
近都真侑

医療者の資格認定などに使えそうです。

加藤　確かに、ブロックチェーンの性質は医療情報の電子保存の三原則に合いますね。

近都　ブロックチェーンの本質は、中央の管理者なしにシステムの参加者が全体で情報の正しさを保証することで改ざんが難しくなっている仕組みにあります。管理者の存在で発生する手間やコスト、安全上のリスクなどを低減できるため、その分のコストで参加者にインセンティブを与えられる仕組みをうまく使い、健康を軸にしたモデルを作れれば、「健康である」ことで報酬を受け取ることができる、健康的な未来が待っていると思います。

例えば、喫煙や肥満の有無などで病気のリスクや今後かかる医療費が違うと考えられる場合でも、保険料は年収などの条件で一定になっています。僕は、喫煙するかしないかは個人の自由であるものの、リスクが低い非喫煙者にはそれ相応のインセンティブがあってもいいのではないかと思っています。分かりやすく言うと、自動車保険のように、事故を起こした過去がある人は保険負担額が上がるようなイメージです。仕組みをつくれば日本の総国民の医療費は抑制され、健康な人が増えると思っています。

こうした問題解決の積み重ねが未来を創るので、僕もそのスピードを早められるプレーヤーとして頑張っていきたいと思っています。

スマートコンタクトレンズ、アプリ……新たな技術を理解し医療に貢献したい

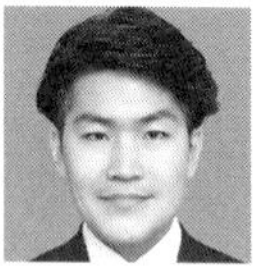

慶應義塾大学眼科学教室特任講師
小橋英長

こばし・ひでなが
2006年杏林大学医学部卒。北里大学眼科での勤務を経て、米ハーバード大学スケペンス眼研究所に留学。現在は慶應義塾大学眼科学教室特任講師。専門は角膜、屈折矯正手術、コンタクトレンズ、IoMTなど。研究シーズを生かした革新的医療技術の産業化にエネルギーを注ぐ。

加藤　近年のテクノロジーの進歩で、眼科領域でも様々な変化が起きてきました。小橋先生はどこに注目されていますか？

小橋　スマートフォンの普及やセンサーの技術革新、人工知能（ＡＩ）による機械学習の進歩によって、あらゆるものがインターネット化しており、これは今後も加速度的発展を遂げるでしょう。こうしたＩｏＴ技術は、眼科領域とも相性がいいと考えています。例えば米グーグル系列のVerily Life Sciences社は２０１８年、深層学習によって眼底写真から心血管のリスク要因を予測する論文をNature Biomedical Engineering誌に発表しました。

慶應義塾大学眼科学教室特任講師
小橋英長

その中で、私の専門である「スマートコンタクトレンズ」と「近視」についてお話しします。コンタクトレンズは従来、近視や遠視、乱視といった屈折異常を矯正して視力を出すための医療器具です。しかし昨今、コンタクトレンズ自体の素材の改善や、小型化・省電力化したバイオセンサーを組み入れることで、眼球バイオメトリーや涙液バイオマーカーを計測できるようになりました。こうしたウエアラブルデバイスに位置付けられるコンタクトレンズを、スマートコンタクトレンズと定義しています。

スマートコンタクトレンズでできることは様々です。例えば、血糖値の測定です。2008年から、米国ワシントン大学のBabak Parviz氏が中心となり、グーグルと共同開発を進めてきた涙液中の血糖値を計測できるスマートコンタクトレンズがあります。この血糖値測定用コンタクトレンズは、1秒ごとに涙液中のグルコース値を測定。低血糖や高血糖が起きている場合には、微小なLEDライトで外部端末に警告するという仕組みです。同レンズは、2枚のレンズを貼り合わせた構造になっています。涙液中のグルコース値を測定する微小センサーとLEDライト、無線アンテナ、電源を管理する小型のチップを、直径1㎝のコンタクトレンズの中に、カプセルのように封じ込めています。涙液中のグルコース値は血糖値との相関が認められていましたが、涙液から血糖値を推測する技術の開発は困難でした。涙液の血糖レベルは血液に比べて30〜50倍ほど薄く、少量の涙液から感知する高感度のセンサーを開発しなければならなかったためです。同レンズでは、涙液中のグルコース値を1.8クロンの精度で計測できるという針センサーが開発されました。

実用化されれば、血糖自己測定を補完するものになり得ます。いまだ臨床応用に至っていないのは、涙液中グルコース値と血糖値の動的変化には一定の時間差があり、その時間差は個人差が大きいこと、さらに眼表面の安全性の担保が不十分であることが考えられています。

スイスのＳＴマイクロエレクトロニクス社とSensimed社が２０１０年に開発した緑内障診断用のスマートコンタクトレンズは、眼圧を計測できます。ＭＥＭＳ圧力センサーを内蔵した無線通信機能付きコンタクトレンズと、患者の首に装着する小さな受信機から構成されています。レンズにはアンテナ、微細な信号処理回路、ＲＦ送信機が内蔵され、電源は受信電波によって供給されます。これによって、眼圧の日内変動を捉えられ、個々の患者に合った眼圧管理をすることで、緑内障による失明を回避できることが期待されます。２０１６年にＦＤＡの承認を完了しており、本邦ではコンタクトレンズ企業のシードが販売ライセンスを有しています。課題としては、付属品が煩雑なこと、計測表示が眼圧の標準単位である「mmHg」でないこと、レンズ１枚の価格が５００ユーロと高価なことなどが挙げられます。

また、２０１６年にソニーが特許を申請したスマートコンタクトレンズは、レンズに極小のカメラユニットが埋め込まれ、ストレージ・イメージセンサー、撮像レンズ・無線通信ユニットなどを搭載しています。まばたきでシャッターを切ること、ズームや絞り、焦点の操作なども可能だそう。さらに、眼球の動きによるブレを補正できるとされています。デジタルカメラが眼球と合体したようなイメージを想像していただけると理解しやすいかもしれません。焦点を自動調節できるため、老視治療の側面を持つことも期待されています。

加藤　様々な機能を搭載したスマートコンタクトレンズが登場してきたのですね。先生がもう一つ専門分野として挙げられた「近視」は、眼科領域では昔から変わらない課題ですが、昨今新しい動きというのは出てきているのでしょうか。

小橋　近視は、今も昔も眼科領域の大きな課題です。２０１０年のＷＨＯの報告では、失明原因の50％以上は白内障でした。これらの大部分は発展途上国で発生していたものです。現在の新興国や発展途上国でも多くの人が生活習慣病に悩まされると予測される２０３０年には国ごとの疾病格差がなくなり、どこの国でも失明の主な原因は緑内障や加齢黄斑変性症、糖尿病網膜症、そして近視になると予測されます。

東アジアを中心として、ここ約50年間で近視の有病率は急増しています。Dolgin 氏の報告によると、中国の近視の有病率は、60年前は10～20%だったのに対し、現在は青・壮年の90%以上が近視を有しているそうです。今から約30年後の2050年には、全世界の近視人口は47億5800万人にも上るという試算もあります。特にそのうち、世界人口の約1割に当たる9億人が強度近視になると予測されています。

強度近視は、緑内障、網膜剥離、白内障の合併症を生じる疾患であり、決して軽視できません。つまり、近視の進行を抑制することが、将来の失明を回避することに直結するのです。近視進行を抑えるエビデンスが確立されている治療としては、低濃度アトロピン点眼液、オルソケラトロジーがありますが、中止後にリバウンド反応が起きたり、その他合併症を来す症例が少なからず存在するため、完全な治療とはいえません。

中国では、近視研究に国家予算を投資し、近視による眼疾患を予防する取り組みが始まっています。日本でも、近視進行抑制に関する研究は行われています。慶應義塾大学の鳥居氏らは、太陽光に含まれるバイオレットに着目し、バイオレットライトが近視進行を抑制することを基礎実験で明らかにしています。

また、近視関連のスマートアプリも登場してきています。シンガポールのplano社は、タブレットやスマートフォンの使用状況を遠隔で管理・監視するアプリを販売しています

慶應義塾大学眼科学教室特任講師
小橋英長

（2018年4月時点で日本での利用はできません）。子どもが使う場合、目と機器の距離や使用時の姿勢を両親が把握できるため、近業による近視の進行が回避できるものと期待されています。こうした近視関連のアプリは今後も開発が盛んになると思われます。米国や英国では、既に近視の治療・診断アプリの臨床試験および臨床研究が論文として報告されています。薬事承認を受けて実際に患者の治療補助、医療者の診療補助、コミュニケーションツールとして貢献しているものもあります。日本でも、医療用ソフトウエアが薬機法の承認対象となったので、こうしたアプリ開発の動きも出てくると思われます。診断・治療アプリのエビデンスの構築、費用対効果が今後の課題となるでしょう。

ここまで、眼科領域を取り巻くテクノロジーの現状と未来予測についてお話ししてきました。技術革新によって、2030年の医療をめぐる環境は今以上に早いスピードで変化していくでしょう。そのためにも、新しい技術と特性をいち早く理解し、医療に貢献できるようにしたいと考えています。今後は、医療とそれを取り巻く産業が変化するため、医師のあり方や働き方は多様化すると予想しています。従来、医師の役割とされてきた臨床、研究、教育を担うだけでは不十分で、これからは自らのアイデアを産業化し、継続的にイノベーションを興せる人材が求められていると感じています。

治療成績が目覚ましく改善した脳血管疾患領域は予防にシフト

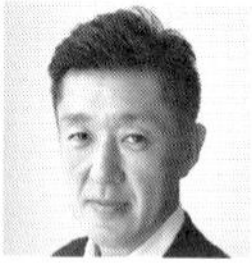

クアドリティクス株式会社代表取締役、脳神経外科医
小林紀方

こばやし・のりかた
2000年神戸大学医学部卒。秋田県立脳血管研究センター、東京慈恵会医科大学、国立循環器病研究センターなどに勤務。2016年に経営学修士号（MBA）を取得し、2018年2月にクアドリティクス株式会社を設立（共同創業）、代表取締役に就任した。

加藤　小林先生が現在まで活躍されてきた脳血管疾患治療において、近年の変化があれば教えてください。

小林　私は17年間、脳神経外科医として脳血管疾患の治療を行ってきました。ここ10年の間に、血栓溶解薬の承認や医療機器の進歩など目覚ましい変化があり、特に急性脳梗塞の治療は大きく進歩しました。脳血管疾患の治療の中で一番進歩したのは脳血管内治療です。

脳血管内治療は脳動脈瘤の治療が中心でしたが、急性期脳梗塞の治療成績の改善は驚くべきものです。私が研修医になった2000年ごろは、脳に栄養や酸素を届ける血管のうち太い血管（主動脈）が閉塞した場合はなす術もなく、寝たきりなどの重篤な後遺症を残す患者が多くいました。しかしその後、我が国では２０１０年にｔＰＡという血栓を溶かす薬が認可されたことや、ステント型血栓回収デバイスの登場などによって、数年前であれば寝たきりになっていたであろう患者が、入院から一週間後くらいには「ありがとうございました」と歩いて帰れるようになったケースがたくさん見られるようになりました。

加藤　目覚ましい進歩ですね。２０３０年までの期間にこれまでの同じような変化が起きる可能性はあるのでしょうか？

小林　十分にあると思います。例えば、現在の脳血管内治療ではカテーテルの操作性などによって目的の血管に到達できないことがあります。今後は、心臓で行われているように、モニターを見ながらジョイスティックで操作を行う治療になる可能性があります。実はこの技術はもともと脳血管内治療を想定し開発されていたものの、実臨床では心臓のカテーテル治療で導入され商品化されたといわれています。治療機器などテクノロジーの進化などにより治療成績が上がるとともに、治療可能な時間が延びることによって助かる患者が増えると考えています。

このような医療の進歩もあり、脳血管疾患はかつて死因第一位でしたが、１９８１年には悪性新生物に代わる第二位となり、1985年には心疾患の増加によって第三位となりました。そして2011年には肺炎による死亡が増えたことで、第四位に低下しています。このように、死亡に至る重症の脳卒中は減少していますが、その一方で脳血管疾患は介護が必要となる原因の第一位であり、特により重症な要介護の高齢者では、その原因に占める脳血管疾患の割合が高くなっています。これは健康寿命と平均寿命のギャップの一番の原因となることを意味しています。

そこで今後は、各患者に合わせて脳梗塞後の再生治療やリハビリテーションなどを提案する個別化の流れが来ると考えられます。再生治療については、長らく神経細胞の再生は困難とされていました。近年はその再生の可能性を示す研究もあり、2030年には脳血管疾患によって失われた機能が回復するようになっていることも考えられます。リハビリ支援のロボットは現在、装着に時間がかかるなどの課題はありますが、技術革新には目を見張るものがあります。今後はそれぞれの患者に合ったロボットが作られる日が来るかもしれません。

加藤　脳神経疾患の立ち位置が変わっていく中で、治療において重要なことも変わってくるのでしょうか？

小林　治療成績はかなり良くなってきているのですが、そもそも脳梗塞にならないことが重

クアドリティクス株式会社代表取締役、脳神経外科医
小林紀方

要だと考えています。私はここ一年、在宅医療にも関わる中で、高齢者の生活の中で重要なのは「移動」と「食事」だと考えました。移動に関しては、障害のある方を除けば「自分が行きたいところに歩いて行けるか」、食事に関しては「自分が食べたいものを食べられるか」が非常に大事だと思います。寝たきりを含め、移動を制限されると認知機能の低下につながりますし、なんとか歩けたとしても認知機能が低下していれば家族や施設などにより徘徊予防と称して行動が制限されてしまいます。

食事に関しても、誤嚥予防のためにペースト状になっていたり、そこに薬が混ざっていたりすると、楽しい食事にはなりません。結果、カロリー摂取が不十分となり胃瘻や経鼻胃管など経管栄養に使われる高カロリーの液体が処方される方が多くなっています。ペースト状の食事も、味などにバリエーションをつけるなどいろいろ考えられていますが、決して美味しいものではないというのが正直な感想です。

そこで、まず脳梗塞にならないために、高血圧、糖尿病、脂質異常症などリスクとなる病気をしっかり治療し続けることが大事です。これらは食習慣が大きく影響しているため、糖質、脂質、塩分などの摂取量を適切にする必要があります。食事に加え、喫煙や過剰なアルコール摂取など生活習慣を改善することも重要です。糖尿病などでは薬物治療に加え運動療

法などが行われますが、在宅医療で多くの高齢者と関わっていく中で、若いころの運動習慣が重要だと感じる場面が多くありました。以前の職場でリハビリテーションの担当医から「貯筋」が大事という話を聞いたことがあります。若い世代でも、老後資金は大事だからと「貯金」をされる方はおられると思いますが、老後の移動を担保するための「貯筋」は非常に大事だと思います。「貯筋」は、お金と違って宝くじなどでたまたま一気に増えることはありませんから、若いころからコツコツと貯める必要があります。私自身は、もともと車で通勤していましたが、今は電車やバスを使うようにしています。時間に余裕があれば、２、３駅分くらいは歩くこともあります。また、駅などでエスカレーターと階段が選べる場合には可能な限り階段を使うようにしています。

加藤　やはり若いころからの生活習慣の積み重ねが、脳神経疾患の予防につながるということなのですね。

小林　はい。一日に一箱のたばこを吸い、高血圧を長年放置して仕事中に脳出血で倒れ病院に救急車で運ばれてくる患者も多く診てきました。今後はこのような「トラブルシューティング型」の医療ではなく、より健康に過ごす期間を長くするための医療を推進できればと考えています。

クアドリティクス株式会社代表取締役、脳神経外科医
小林紀方

そのために、私は昨年末で病院を退職し、大学の研究者らとともにクアドリティクス社を創業しました。ここでは、これまで専門としてきた脳梗塞のほか、てんかん、睡眠時無呼吸、熱中症、認知症、うつなどの患者のみならず、大きな社会課題をはらむ疾患に対して、機械学習などを駆使したテクノロジーで発作予知やスクリーニング・モニタリングを行い、これらの課題解決に取り組んでいきたいと考えています。

薬、手術に加えて「アプリ」を処方する未来の治療

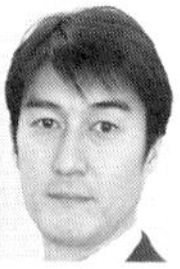

株式会社キュア・アップ代表取締役、
呼吸器内科医

佐竹晃太

さたけ・こうた
慶應義塾大学医学部卒。日本赤十字社医療センターなどで呼吸器疾患診療に従事。中国・上海の中欧国際工商学院（CEIBS）留学、米ジョンズ・ホプキンス大学大学院での医療情報科学研究（主にモバイルヘルス研究）を経て、2014年に株式会社キュア・アップを創業。

加藤　エビデンスに基づき、治療効果のあるアプリサービス（治療アプリ）を開発されている佐竹先生に伺います。今開発されているソフトウエア医療機器の分野は、２０３０年に向けてどう変わっていくとお考えでしょうか。

佐竹　２０３０年に向け、医療の現場におけるソフトウエアの役割は飛躍的に大きくなると考えています。現在、キュア・アップ社では診療行為の一つとして使えるスマートフォン用のアプリを医療現場に提供しています。このようなスマホアプリが、医療現場におけるソフトウエア活用の第一歩になると考えています。

株式会社キュア・アップ代表取締役、呼吸器内科医
佐竹晃太

想定では、5~10年後はIoTデバイスとの連携によるソフトウエアが活用され、スマホを使って行動変容を起こしたり、人工知能を使って問診や画像診断などが行われると思っています。10~20年後は、今の時代では人間にしかできないと思われていることが、ソフトウエアでもできるようになる未来を考えています。人間にしかできないと考えられていることというのは、例えば、手術や内視鏡のような手技に関するものです。私が専門とする呼吸器領域だと気管支鏡などもあるでしょう。最初は採血や皮膚生検などの手技、虫垂炎の手術などから始まると考えています。手技や手術は、ゴッドハンドと呼ばれる医師がいるように、医師の熟練度によってアウトカムやできる内容に違いが出る領域です。しかし今後はハードウエアとソフトウエアを活用し、自動でゴッドハンドの手技が行えるようテクノロジーが発展すると考えています。

これは、今の課題である医療の格差を解消することにつながります。例えば、今は都市部の一部でしか受けられない手術があるかもしれません。その手術が自動化されてハードウエアとソフトウエアに搭載されれば、機械さえあれば世界中でその手術を受けられるようになりますし、質が均てん化された医療を受けられるようになると考えられます。そのようなハードやソフトの開発には、当初はコストがかかるでしょうが、時代とともに開発コストが低下

し、結果的に人の手で行うよりも安価で行えるようになる可能性もあります。そうすれば、医療費の適正化にもつながります。

加藤　ハードウエアとソフトウエアがさらに活用される未来ということですね。先生は現在治療アプリの開発に取り組まれていますが、まずソフトウエアとして治療アプリの開発に取り組まれたのはどういう経緯だったのでしょうか？

佐竹　治療アプリの開発に取り組んだのは、中国・上海の中欧国際工商学院（CEIBS）へのMBA（経営学修士）留学を経て、米ジョンズ・ホプキンス大学公衆衛生大学院への留学で「医療インフォマティクス」の研究に従事したことがきっかけです。医療インフォマティクスという学問はまだ聞き慣れないかもしれません。これはITを医療現場に取り入れたときに起こる現象をアカデミックに評価する学問でした。ジョンズ・ホプキンス大学院に在学していたとき、教授に勧められて米WellDoc社の「糖尿病治療アプリ」について調べてみました。そこで、アプリを使用した人は、使用していない人に比べて、糖尿病の程度を示す値であるHbA1cが1.2も下がったという論文を読み、衝撃を受けました。薬剤で治療した場合のHbA1cの低下は平均して0.9ほどだったので、アプリは薬剤の内服よりも効果が高かったということを意味するのです。

株式会社キュア・アップ代表取締役、呼吸器内科医
佐竹晃太

このように米国では、世界に先駆けてスマートフォンアプリをはじめとするソフトウエアを医療現場で活用する取り組みが進んでいます。生活習慣病や精神的な病気に対し、アプリの治療効果が認められつつあることを知りました。当時、日本ではまだ誰も知らなかった「治療アプリ」という考え方に大きな可能性を感じるとともに、このままでは米国に置いていかれてしまうという危機感も抱き、帰国後、株式会社キュア・アップを設立。治療アプリの開発に取り組み始めました。現在は、ニコチン依存症治療のための「CureApp禁煙」、生活習慣病の一つである非アルコール性脂肪肝炎（NASH）を治療する「CureApp脂肪肝」などのアプリを提供しています。治療アプリの有効性・安全性を示して薬事承認を得るべく、2017年10月から慶應義塾大学医学部と東京大学医学部附属病院で治験を開始しました。

加藤　臨床試験では治療アプリを実際に処方しているわけですが、患者の反応はいかがでしょうか？

佐竹　手前味噌で恐縮なのですが、例えば禁煙治療のアプリは非常に好評で、利用率・継続率がとても高いです。禁煙に何度も挑戦しては失敗してきた方々が、「毎日使っています」「こういうものが欲しかった」とおっしゃいます。禁煙治療のアプリがターゲットとしているのはニコチン依存症の患者です。ニコチン依存症は、禁煙外来などでの定期的な診察と投薬が

従来の治療になります。禁煙外来を訪れる方は、やめたいと思っていたり、もしくは家族環境の変化によってやめなければいけない理由がある方が多いものです。しかし、文字通り「依存症」ですから、禁煙サポートなしでの禁煙成功率は5％に過ぎないといわれています。

ニコチンの依存性には「身体的依存」と「心理的依存」の二つがあります。医薬品で症状を抑えられるのはニコチン依存症の「身体的依存」にとどまります。「心理的依存」の克服は、ただひたすら気合いで我慢するのではなく、正しい知識を得て、実践し、たばこがなくても平気な生活習慣を身に付けなければいけません。その上で行動変容を実現するには、専門的なサポートが重要になります。しかし、禁煙外来では医師の診察時間も限られるケースが少なくありませんし、診察を受けていない時間（空白時間）が二週間から一カ月と長く、ほとんどが職場や自宅などで自分一人の闘いとなってしまうため、サポートが大きく不足しています。

CureApp禁煙というアプリは、このように患者が一人で頑張る時間にアプリを通じてサポートを行う他、習慣を正しく改善するためのプログラムを提供していきます。一人で孤独に闘うのではなく、スマートフォンのアプリが心理的依存を自覚し、克服するためのフォローをしていきます。

株式会社キュア・アップ代表取締役、呼吸器内科医
佐竹晃太

加藤　治療アプリはどのような年代の人が使用されているのでしょうか。

佐竹　スマホアプリなのでデジタルネイティブ世代である20歳代が一番継続して使ってくれると思われがちなのですが、実は20歳代、30歳代よりも40歳代、50歳代の患者の方が使用率が高いのです。20歳代など若年のほうがテクノロジーとの親和性は高いですが、医療のニーズとしては高齢の人の方が高い。これらの双方の関係が合わさって、ちょうどスイートスポットとして40～50歳代が一番使っているのではないかと考えています。そのため私は、医療分野のソフトウエアは40～50歳代の方がサービスを広げるときの最初の入り口になると感じています。40～50歳代の人が使うようになった後、より高齢の人に広がっていく感覚を持っています。

技術の活用で女性が働き続けるための支援と環境整備を

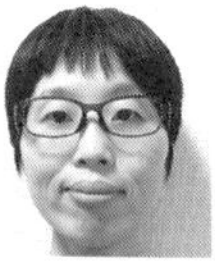

「ラッコの妊娠相談室」運営、
淀川キリスト教病院産婦人科
柴田綾子

しばた・あやこ
名古屋大学情報文化学部卒。2006年、群馬大学医学部に3年次編入。沖縄県立中部病院での初期研修を経て、2013年より淀川キリスト教病院（大阪市東淀川区）産婦人科に勤務。産婦人科専門医。共著に、『女性の救急外来 ただいま診断中！』（中外医学社、2017年）。

加藤　２０３０年の日本の医療について、産婦人科医の視点からお伺いします。妊娠から出産までのプロセスにおいて、医療現場のテクノロジーを妊婦が活用できる場面はあるのでしょうか？

柴田　日本は、妊娠してから出産までに約14回の妊婦健診を受ける必要があります。働く女性にとっては、毎回仕事を抜けて産婦人科を受診するのは非常に大変です。２０１５年のアンケート調査では、約60％が妊娠後に常勤の仕事を辞めたと報告しています。妊婦健診の一部をオンライン診療で行えれば、女性が働きながら妊娠・出産するための支援となるでしょう。自宅のパソコンや携帯電話から産婦人科医と面談したり、赤ちゃんの状態をウエアラブルデバイスでチェックできるようになれば、将来は現在の診療の質を維持したまま妊婦健診をオンライン診療化できると考えています。現在は、遠隔地の医師がタブレット端末上で赤ちゃんの心拍と陣痛の強さを診られる機器を、メロディ・インターナショナル社が開発しています。2018年には、妊娠糖尿病や妊娠高血圧症の妊婦に対し、医師・管理栄養士がウエアラブル機器などを使って遠隔指導する研究を開始しました。数年後には、仕事を続けながら妊婦健診を受けられるシステムが整っていくと考えています。

加藤　これから妊娠・出産を考えているカップルにとっては、どのようなアプローチが考えられるでしょうか？

柴田　今は、6組に1組のカップルが不妊症といわれています。日本では一年間に約5万人が体外受精で生まれています。しかし、不妊治療ではホルモンの採血や超音波検査などで何度も産婦人科通院が必要になることがあります。NPO 法人Fine のアンケート調査によれば、約50%が不妊治療のために仕事を退職せざるを得なかったと報告しています。

自宅で簡単にホルモンや卵巣の状態が分かるようになれば、不妊治療の一部を自宅で行えるようになり、働きながら妊活を続けられるようになります。不妊治療していることを上司や周囲に打ち明けられずに悩んでいる女性はたくさんいます。自宅で妊活や不妊治療ができるサービスは、女性支援としてだけでなく、日本の少子化対策としても望まれます。例えば、リクルートライフスタイルのSeemは、スマートフォンで精子のセルフチェックができるキットとアプリを提供していますし、ダンテ社は、精液の成分を調べる郵送検査キットを2018年に販売する予定です。また、ライフサカス社は今までの不妊治療の検査結果や通院記録をまとめて管理するアプリを開発しています。

他にも、ファミワン社はLINEで不妊症看護認定看護師やピアカウンセラーが夫婦の妊活を支援するサービスを提供しています。エムティーアイ社も、月経管理アプリ「ルナルナ」のデータを解析して排卵日を予測し、妊娠する確率の高い日を通知する妊活支援をしています。数年先には、自宅で不妊治療や妊活の一部ができるようになっていくと考えています。

加藤　オンライン受診を介して処方箋を提供するケースも出てきました。例えばピルなどの薬剤は適切な形で提供できるといいですよね。

柴田　はい、ピルは月経痛を減らし、月経前症候群（PMS）の治療になるだけでなく、確実な避妊法となり、望まない妊娠を減らすことができます。海外では女性アスリートやスポーツ選手もピルを使って生理の日を管理しており、大事な試合に生理が重ならないように調整しています。

ところが、日本は欧米に比べてピルの普及率が圧倒的に低く、数％しかありません。欧米ではドラッグストアなどでピルを購入できますが、日本では産婦人科などの医療機関を受診し、処方してもらう必要があるのが原因の一つと考えられています。

若い女性が産婦人科を受診するにはハードルが高く、日本には月経痛やＰＭＳを我慢しながら過ごしている女性がたくさんいます。将来はオンライン診療でピルを処方し、ピル内服中のトラブルについてもメッセンジャーやＳＮＳを使ってサポートすることで、月経痛やＰＭＳ、望まない妊娠で悩む人をもっと減らせると考えています。既にピルを処方しているオンライン診療サービスはいくつかありますが、今後はそれらの安全性を高め、ＩｏＴを活用して内服後のトラブルや内服継続支援などもできればと考えています。

加藤　これまで柴田先生が紹介してくださったことは、普段誰かに相談することがなかなか難しい問題ですね。

柴田　日本ではセックスレス夫婦の数が増加し少子化に拍車がかかっていますが、そうしたことも実際に相談できる窓口が少ないのが現状です。クリニックを受診したとしても、医師に対面で性に関することを相談するには大変な勇気が必要で、多くの人は悩みながら相談できずにいる状態です。人に相談しにくい性の悩みに対して、匿名で診療やカウンセリングを受けられるオンラインサービスがあれば、セックスレスで悩む人を減らすことができると考えています。

加藤　こうした課題を解決するために、先生自身が取り組みを始められたのですよね？

柴田　はい、私は昨年、ＬＩＮＥのMessaging API（通称LINE BOT）を使い、妊娠と性に対する正しい知識を提供するツール「ラッコの妊娠相談室」を作りました。日本では義務教育の中で性教育が十分に提供できているとはいえません。２０１５年の厚生労働省の調査では、望まない妊娠による人工妊娠中絶が1年間で17万件ありました。他にも、厚生労働省が２０１６年に調査した結果、クラミジア患者が2万５０００人、梅毒患者が２０１７年12月時点で５５３４人と急増する中で、若い世代にも性感染症が蔓延していることが課題となっています。

性や妊娠・性感染症に関する情報は、インターネット上に溢れていますが、どの情報を見ればいいのか分からなくなっている状態です。そのような状況の中、私はＬＩＮＥなどのチャットサービスを使用した健康相談・医療相談サービスに、若い世代の大きなニーズを感じています。他に、ＬＩＮＥを利用して産婦人科医や助産師へ相談できる「産婦人科オンライン」もテストサービスを開始しています。

厚生労働省が2018年3月に自殺対策強化月間のキャンペーンとしてLINE相談を実施したところ、1万1129件の相談が寄せられたと公表しました。大半は20歳代以下からの相談だったといいます。今後は、ICTを活用して若い世代へ正しい情報を提供するためのシステムをさらに作っていきたいと考えています。

加藤　新しい技術が普及する中で、今後どのような課題を解決していきたいですか？

柴田　働く女性は年々増加しており、現在2800万人いるといわれています。近年言われ始めた健康経営の観点からも女性の支援に注目が集まってきましたが、日本では妊娠・出産や不妊症治療を仕事と両立するのは非常に難しく、退職せざるを得ない女性がまだまだたくさんいます。

今後、新しい技術やサービスを作ることで、女性が働き続けるための支援と環境整備ができればと思います。産婦人科の領域は、病院を受診することを恥ずかしく思ったり、悩みを打ち明けにくいと感じ、我慢している人が大勢います。今、悩んでいる人に届くような技術、サービスを作りたいと思っています。

診療所は教育拠点に変化し、医師は「高い人間力」が求められる

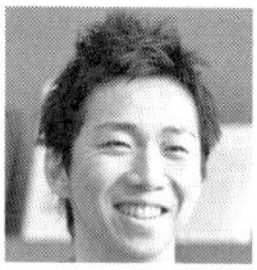

医療法人社団ナイズ理事長、メディカルフィットネスラボラトリー株式会社代表取締役、小児科医

白岡亮平

しらおか・りょうへい
慶應義塾大学医学部卒業後、勤務医を経て、医療法人社団ナイズを設立。小児科・内科を中心とした年中無休のプライマリケアクリニックを6拠点運営。また、メディカルフィットネスラボラトリー株式会社を設立し、セルフメディケーションソリューションを提供。

加藤　小児科医の白岡先生は、日本の医療は2030年にどうなるとお考えですか？

白岡　2030年に小児科医が担う役割は非常に大きいと考えています。日本の医療においては、生活習慣病を起因とした三大疾病（悪性新生物と上皮内新生物を含む癌、心疾患、脳血管疾患）による死亡が大半を占め、それを治療するために医療費が費やされている現状です。これらの疾病のほとんどは、日々の生活習慣の積み重ねであり、予防可能なものであると考えられます。

そのことは多くの医師が気づいていると思いますが、実際に生活習慣病を発症している年

齢層（主に40歳代以降）は既にライフスタイルが確立されており、その時点から生活のスタイルを変えるという行動変容につなげるのは非常に難しいことです。生活習慣病を発症した人、発症しそうな人へのアプローチはもちろん重要ですが、もっと効率良く、効果的なアプローチがあるのではないかと私は考えています。

それは、生活スタイルが確立する前の、子どもたちへのアプローチです。そのアプローチを行う際は、子どもたちの健康を見守る家庭医や小児科医が非常に重要な役割を果たすのではないかと思います。

加藤　慢性疾患の診療に多くの医療費が費やされている中、プライマリケアの役割が増していくということですね。

白岡　その子どもの健康を守る役割を担う医師が、小児期における疾病だけではなく、大人になっていく過程で発症しやすい病気への予防に目を向け、将来の健康を形成するための教育を行っていく必要があると思っています。

つまり、クリニックは治療を提供する場所から、予防を提供し、さらには教育を提供する場所になることで、多くの人の病気を減らせるのではないかと思っています。医療機関、特に日々の生活に近いところで健康を支えるかかりつけのクリニックは、治療拠点から教育拠点へ変化します。医師は病気を治す役割から、病気にさせないという役割がメーンになると思います。

加藤　プライマリケアに求められる素質は、高度な技術を駆使した先進医療で求められる素質とは異なると思いますが、具体的にどんなことが必要でしょうか？

白岡　生活に近いところで健康を支えるプライマリケアが治療から教育へシフトすれば、医師に求められるスキルも大きく変わってくると思います。最も重要なスキルは人の行動を変える力、つまり人の心を動かす力だと思います。様々な技術革新により、多くの医学的知識は、人よりも機械の方が効率的に提供でき、診断に関しても、機械の方が正確にできるようになるのは多くの人が既に気づいていることと思います。しかしその先に、その知識や情報が人の心に届き、人の行動が変わるには、やはり「人」の力が必要なのだと思います。

その医師は信頼に足る人物か、本当に自分のためを思って考えてくれているのか、自分の不安に寄り添ってくれているかといったことを示せる力が、今後は必要になってくると思われます。医師の人間性がフォーカスされ、その人としての医師が紡ぎ出す言葉にどれだけパワーを持たせられるかが、この先に医師に求められることになると思うのです。

加藤　優れた知識や技術を備えている医師が正しい、という考え方が医療界では主流でした。

しかし、どんなに技術や知識が豊富でも、本当の意味での信頼を得ることは難しいですね。

白岡 医師は、単なる医学的な知識を持って経験を積んだ専門職ではなく、患者や地域の方々に信頼される「高い人間力」が求められる時代が来るわけです。その時代に備え、医師は医学の世界だけではなく、世の中の様々な分野に興味を持ち、知見を深め、サイエンスとしての人体の構造だけではなく、人の心を理解する総合的な人の専門家であらなければならないと思います。

「言霊（ことだま）」という言葉があるように、特に言葉は重要です。言葉は人の心を映し出し、ときに人の心と行動を変えることができます。医療者は、その使い方のプロフェッショナルでなければいけないと思うのです。それができたとき、初めて、総合的な人という存在における健康の専門家になるのではないかと思います。

加藤 最後に2030年の医療の未来について一言お願いします。

白岡 様々な技術革新が進むことで、診断や治療の成績が上がるでしょう。医療現場においても、情報技術が取り入れられ、精度の向上、効率化が進むと思います。私たち医師は、その技術革新については、もっとスピードを上げて取り入れていく必要があると思います。その先に、私たち人間が最もやらなければならないことがあるからです。機械でできることをもっともっと増やし、医師は本当に人間にしかできない医療の本質的な部分を担わなければいけないと思います。

医療における新しい技術の導入は、患者の命を救い、生活の質を向上させるとともに、医療従事者の手間を省き、効率化も実現できます。特に、医療における情報技術に関しては、他の分野と比べ、非常に遅れている部分があります。今の日本において、この医療における情報技術をもっと積極的に医療者が理解し、導入し、本来の業務に力を注ぐ環境をつくっていけば、もっと多くの患者の幸せをつくり出せると考えています。情報のセキュリティーについては十分に配慮しながらも、医療情報が共有化され、そして、医療現場における情報のやり取りも、もっとスムーズに行われれば、医療者は、患者の不安に向き合える時間が増えると思います。

2030年の医療は、医療情報がより共有化され、無駄が省かれ、医療現場における情報管理、オペレーション管理が機械化されるでしょう。そして本来、医療者に必要とされるコミュニケーション力、人間力が患者から強く求められる時代になると思っています。

医療法人社団ナイズ理事長、メディカルフィットネスラボラトリー株式会社代表取締役
白岡 亮平

テクノロジーを活用し、保育園から日本のヘルスケアを改革する

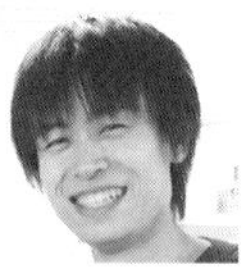

Connected Industries株式会社代表取締役、
産婦人科医
園田正樹

そのだ・まさき
佐賀大学医学部卒。産婦人科医（東京大学産婦人科教室）、Connected Industries株式会社代表取締役。東京大学大学院医学系研究科生殖・発達・加齢医学専攻（現在、公衆衛生学教室に在籍）。日本産科婦人科学会未来委員会若手委員なども務める。

加藤　産婦人科医でありながら病児保育の領域で起業された園田先生は、２０３０年に向け医療はどうなっていくとお考えですか？

園田　２０３０年には、予防できる疾患は確実に予防できる世界になっていると思います。加えて、個人のリスクに合わせた医療の提供が標準になっていると思います。

　私の専門領域である産婦人科領域で予防できる疾患の一つが、子宮頸癌です。子宮頸癌は、その原因となるヒトパピローマウイルス（ＨＰＶ）のワクチンである「ＨＰＶワクチン」と、ＨＰＶに感染してから癌になる前に「子宮頸癌検診」で見つけ、前癌状態で治療することで

確実に予防・治療できるのです。しかし、日本では検診の受診率が非常に低いのが現状です。米国の検診受診率が81％なのに対し、日本は42％と約半分にとどまります。日本の子宮頸癌検診は、子宮口付近の細胞を膣から挿入したブラシで採取する検査で、所要時間は1分程度です。もちろん女性にとって少しでも負担がないよう、我々産婦人科医は愛護的に行いますが、楽な検査とはいえないので、個人のリスクによって検査の頻度を変えられます。おそらく、2030年の日本は個人に合わせた検査計画が当たり前の世界になっていると思います。

加藤　先生が描く未来から逆算して、今、取り組まれていることを教えてください。

園田　私は2017年に「病児保育のICT化&ネットワーク化」の事業で起業しました。今はビジネス8割、臨床2割の毎日を送っています。産婦人科医として働く中で、女性のために自分にできることはないか、日本の少子化に対しできることはないか、と5年前くらいから考えていました。そこで、女性の仕事と育児の両立をサポートする事業をしようと思い至ったのです。

まず、同僚の女性産婦人科医が出産した際に、保育園に預けられない、育児に手が回らないという話を聞いて、私は「院内保育園」を作ろうと企画しました。企画に当たり、子どもを持つ女性約30人にヒアリングを行ったところ、皆さんが口々に話してくれたのは、病児保育の使いづらさでした。「病児保育はもう諦めている」「いつも満室」「電話も全然つながらない」といった内容です。三人目のお子さんを産んだばかりの女性が「子どもが病気がちで仕事を休むことが増えたら、職場からの評価が下がり、配置換えになって給与が下がり、何よりやりがいを失った。結果、仕事を辞めた」と話すのを聞いたとき、「子どもがかぜのような軽い病気になったことが仕事を辞めるという結果につながる、日本の今の状況は絶対におかしい」と、怒りにも似た強い感情を抱きました。

利用者である保護者、施設スタッフからのヒアリングで、病児保育には予約を含めたオペレーションに課題があると分かり、それらはICT化とネットワーク化によって解決できると考えました。具体的には、施設の空室状況を「見える化」し、保護者と施設を適切にマッチングして、症状・疾患によって「適切な部屋割り」をすることです。このシステムは、大川先生（病児保育室「うさぎのママ」）や荒井先生（キッズメディカルステーション）をはじめ、多くの医師、保育士、看護師の協力を得て作ることができました。病児保育の利用率は平均35％と非常に低いため、そこを解決するツールにもなればと思っています。病児保育の課題を解決し、女性の仕事と育児の両立をサポートすることで、将来的には「保育園から日本のヘルスケアを改革する」という野望も持っています。

Connected Industries株式会社代表取締役、産婦人科医
園田正樹

加藤　「保育園から日本のヘルスケアを改革する」とは、どのようなことでしょう?

園田　先ほど、HPVワクチンと子宮頸癌検診が普及していないという課題があるとお話ししました。こうした課題は、私が産婦人科医として病院の中で待っていても、残念ながら解決できません。こうした情報が届くべき人は、病院には来てくれないからです。そうであれば、こちらが病院を出て行く必要があります。例えば、地域の企業や学校などで講演を行うことは有効だと思います。私は、特に「保育園」で講演すると、期待する効果が高いのではないかという仮説を持っています。理由は、「親御さんは家の中の産業医になれる」と考えているからです。「産業医」は、企業の従業員の健康管理をします。従業員の健康課題の話を聞いたり、労働環境に対し専門的な指導・助言を行う医師のことです。

産業医というのが適切な表現かどうかは分かりませんが、お母さんは食事を作り、家族の毎日の生活をコーディネートし、健康を守っています。家族の悩みを聞いたり、意思決定をサポートすることもあると思います。お母さんのヘルスリテラシーが向上したり、行動変容を起こすことができれば、家族みんなにポジティブな効果が波及すると私は思っています。イメージしてもらいやすいように「お母さん」といいましたが、もちろんお父さんにも同様の役割を担っていただくことが大切です。育児も家事も「産業医」としての役割も、夫婦で

分担・協力していくことが2030年には当たり前の社会となり、育児中のメンタルヘルスや子どもの問題に「家族みんなで」向き合ってほしいと考えています。

世代を超えて、また医療者だけでなく、エンジニア、データサイエンティストなど多様な人材がつながることでイノベーションを興す。そういった思いを込めて社名を「Connected Industries 株式会社」としました。

加藤　なるほど。親御さんを「家の中の産業医」にしていくために、先生は今後どんな試みをされるのでしょうか。

園田　この状況で私がやりたいのは、医療をデジタルやテクノロジーの力でサポートすることです。医療の質を高めることに加え、医療者の生産性を高める方法として、人工知能（AI）やIoT、ビッグデータの活用を推進したいと考えています。

例えば、医師がいなくても胎児エコーが撮影でき、遠隔で妊婦健診を実現する医療機器の開発が早稲田大学などで進められています。産婦人科医がいない地域では効果的なソリューションとなるでしょう。今後は、仕事場にいながら妻の妊婦健診に参加でき、いつでもスマートフォンから4Dエコー（3Dエコーの動画）を見ることができます。様々なデータをリアルタイムに共有できる時代に突入し、出生に向け母性父性を醸成していくことが可能になれ

Connected Industries株式会社代表取締役、産婦人科医
園田正樹

ば、産後うつや児童虐待の予防にさらに寄与していくと思います。

ＡＩは、診療のサポートとしても活用されるでしょう。医師の生産性をアップするだけでなく、患者か健常者を問わず、個人の状態（データ）に基づく適切な選択肢を提示してくれる「良き伴走者」になってくれると思います。例えばＡＩスピーカーや、スマートフォンを見る際の表情を情報として取得するＡＩカメラが、産後の妻の情報を収集・解析。妻がピンチだと分析した際は、その音声や画像のデータをそのまま夫に伝えるのではなく、個人情報を適切に加工しながら、夫に伝える。妻はＡＩが本人の状態や地域、コミュニティーなどから必要性の高いサービスにつながれる。そんな未来が到来するのではないかとワクワクしています。私は「医療×保育×テクノロジー」で、子どもと育児に関わる全ての人の笑顔をつくる、そんなサービス・ソリューションを提供し、みんなでより良い社会をつくっていきたいと思っています。

臓器別の診療科を超えた連携と「知の探求」が未来を創る

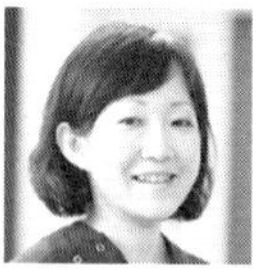

東北大学大学院医学系研究科行動医学助教、
消化器内科医
田中由佳里

たなか・ゆかり
2006年新潟大学医学部卒。東北大学大学院学系研究科行動医学助教。医師、医学博士。ストレスと機能性消化管疾患をテーマに、研究と臨床に従事。東北大学総長賞、日本-欧州消化器病学会のRising Starsに。多職種連携による課題解決なども目指している。

加藤　医学研究者である田中先生が現在取り組まれていることを教えてください。

田中　私は、ストレスなどによって腹痛が起き、さらに下痢や便秘など便性状の異常を来す過敏性腸症候群を軸とし、消化管の「機能」について臨床と研究を行っています。消化管の病気は、内視鏡など検査で異常がなければ完結させてしまいがちですが、機能性消化管疾患は脳神経系や内分泌などとも密接に関連しています。

　機能性消化管疾患は、患者は周囲に話しづらいことが多く、医療側も軽く捉えてしまう傾向があります。また簡便な検査マーカーなどもないことから、適切な治療に出合えるまでに

東北大学大学院医学系研究科行動医学助教、消化器内科医
田中由佳里

時間がかかることもあります。そこで、多職種が過敏性腸症候群の課題解決を目指す「おなかハッカソン」を立ち上げました。多職種からなるチームごとに、デザイン思考などの方法を用いて、ITを活用したソリューションを提案するイベントです。ここで出されたアイデアを基に、過敏性腸症候群の診断基準などを基にしたアンケートに答えるだけで疾患可能性を知ることができるスマートフォンのアプリケーションを開発しました。東北大学大学院情報科学研究科との異分野連携開発で、日常生活における自律神経活動を測定することもできます。これは東北大学医学系研究科の倫理委員会で承認されたもので、米アップルのリサーチキットという研究用アプリケーションを用いています。

消化器内科医として働き始めたころは、内視鏡検査に夢中になり、内視鏡越しに見える隆起や発赤を探すことに集中していました。一方、腹痛精査で大腸内視鏡検査を行うも「異常なし」として終了してしまうケースが多々あることが気になっていました。消化管検査では、苦しくならないように留意し同じ方法で実施しても、人によって苦しみ方が異なることから、内視鏡での二次元写真では拾いきれない情報があることに疑問を持ち始めていました。

そこで、東北大学で過敏性腸症候群の脳腸相関とストレス関連ホルモンネットワーク解明をテーマとした大学院生活を始めました。それまでの消化管出血や腫瘍、イレウス、炎症性

腸疾患など消化管に特化した診療から、突然、脳機能や神経内分泌の知識が必要となり、多分野連携の機会が増えました。

臨床では、どうしても「診療科」という組織区分により、同分野の知識を持つ人ばかりが集まってしまいます。しかし、基礎研究の場に身を置くことで、同世代の横のつながりや、お互いの強み、弱みを補完していく協力関係の面白さと拡張性を知りました。

加藤　田中先生は現在の医療にどんな問題意識を感じていらっしゃいますか？

田中　インターネットの普及により、一般の人でも簡単に医療情報を検索できるようになりました。ただし、信頼できる情報を表示するアルゴリズムが構築しきれておらず、誤った情報を得て惑わされる人が多いのは問題です。

とはいえ、これらの膨大な情報の中から、信頼すべき情報を選ぶことは、一般の非医療者にとっては難しいこともあるでしょう。欧米では言語の壁を介さないため、英語で書かれた論文に一般の人もアクセスして読んでいます。日本の場合、英語論文に一般の人が触れられる機会は少なく、かつそれらを専門家が解釈して一般の人向けに情報提供する機会は限られています。そこで、「おなか」に関する論文解説とそれらの解釈をまとめたサイト「おなかハッカー」を立ち上げました。

東北大学大学院医学系研究科行動医学助教、消化器内科医
田中由佳里

また、前の話ともつながるのですが、臓器別の「診療科」だけでは対応しきれない、複数の専門領域をまたぐ疾患を専門とする人が少ないため、まだまだ対処できていない患者数が多い病気があるのも課題です。それらはすぐに死に直結する疾患でないことが多く、多忙な医師側が患者のＱＯＬの低下なども含めて十分にケアしきれていない問題があります。

今後の日本では、医療保険の自己負担率がさらに増加する可能性があります。そのためには、自分の健康は自身でコントロールしていく力が必要になります。その点では現在、ウエアラブルＩｏＴ機器センサーが安価になったことから、これらと先進生理学を融合させた新たな領域を構築する必要があると考えています。また、遺伝子解析などの技術進化により、疾患を診断する方法は臓器別の疫学ベースのものから、分子生物学的な多臓器関連マーカーなどに置き換わっていく可能性があると思っています。そうなると、やはり自分の専門臓器だけでなく、多臓器を理解する必要性が増すでしょう。

加藤　技術革新に合わせて、医師が知っておかなければならない知識やスキルの幅が広がりそうですね。

田中　とはいえ、近年は人工知能（ＡＩ）やＩｏＴなど、技術革新に牽引される形で医学も進展している印象が強いです。遺伝子などのシークエンス技術の発展で、大量の情報を瞬時

に手に入れられるようになりました。これらテキストデータは、AIなどのテクノロジーを用いて医療を効率化する際の強力なツールになり得るでしょう。これらが成熟期を迎える2030年ごろには、単純な診断はAIが担うようになっているでしょう。

しかし、AIは多領域を融合したアーティスティック思考には現段階では対応できていません。かつて、ガリレオ・ガリレイなどの自然科学専門家は、科学と同時に哲学なども究めていました。これは数十年、数百年も続くようなビジョンを打ち立てる力を養う上で重要であったと考えます。

20世紀半ばに、初期のコンピューターやインターネット開発に多大なる影響を及ぼしたダグラス・エンゲルバートは当時、これからは「集団的知性」の時代だと提唱し、多くの人がコンピューターを操作できるようマウスなどデバイスの開発も行いました。その先見性は色あせず、むしろその流れは加速しています。

これから急速にIT化が進んでいく近未来においては、長い年月を耐えられるビジョンの構築と、実現を目指す多領域連携が必要だと考えます。そのためには、同じ仲間とばかりチームを組むのではなく、多領域のよりエッジが立った人たちと日々議論しながら連携していく必要があると考えます。「アート、サイエンス、テクノロジー、デザイン」の思考軸を回転

東北大学大学院医学系研究科行動医学助教、消化器内科医
田中由佳里

させながら、目の前の課題解決に日々挑むことが重要なのではないでしょうか。

加藤 テクノロジーは、将来的に医療現場の多くの問題を解決していくと思っています。

田中 医療は命に関わり、高い倫理観も必要とされる領域です。ＩＴの進化で簡単に個人情報が得られる時代となりますが、医師は患者の個人情報を守る立場でなくてはなりません。

今後、ベンチャー企業などの活躍もあり、多様な医療サービスが登場することが期待されます。その際は、エビデンスに基づいた信頼できるサービスを提供することが重要です。エビデンスがない場合は、構築する姿勢が大切です。そのために、医師は若いうちから臨床に加え、基礎医学なども含めて「知の探求」の訓練をしておくことも必要だと考えています。

医療の未来を支える遠隔医療

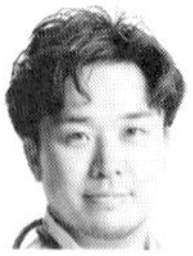

株式会社Ｔ－ＩＣＵ代表取締役、
集中治療医
中西智之

なかにし・ともゆき
2001年京都府立医科大学医学部卒。集中治療専門医、救急科専門医、麻酔科専門医を取得。集中治療における病院間の診療格差に課題を感じ、遠隔集中治療（tele-ICU）の普及に取り組む株式会社T-ICUを2016年に設立した。D to Dの遠隔医療の確立と普及に努める。

加藤　中西先生は、遠隔集中治療を普及させるために株式会社Ｔ－ＩＣＵを設立されたとのことですが、「遠隔集中治療」とはどんなものなのでしょうか？

中西　「遠隔集中治療」は、tele-ICUとも呼ばれるD to D（Doctor to Doctor）の遠隔医療で、集中治療専門医が遠隔で集中治療のサポートを行うものです。米国同様、日本も集中治療専門医が足りていない現状があります。しかし米国では、15年以上前からtele-ICUが行われていて、ＩＣＵ内の死亡率が下がる、ＩＣＵ滞在日数が減る、ガイドラインの遵守率が上がるといった良い効果のエビデンスが既に出てきています。集中治療は遠隔医療を取り入れやすい領域だと考えています。

実は、当初は「遠隔救急医療」をやろうと思っていました。正確に言うと、2009年から2013年まで救急医として働く中で、「遠隔」に限らず救急医療の窮状をなんとかしたいと考えていました。しかし、救急は挿管や縫合、ルート確保など、処置がたくさんあるため、遠隔サポートが難しいことがすぐに分かりました。

その後、2014年ごろからフリーの麻酔科医として働き始めました。フリーの麻酔科医は、麻酔科医が不在もしくは不足している中小規模の病院で勤務することが多いのです。そのような病院は、集中治療室があるものの、集中治療専門医がいないのがほとんど。集中治療医だった私は、「集中治療なら遠隔でもサポートできるのではないか」と思いました。調べてみると、米国には既に存在しているものの、日本で取り組んでいる人はいないという状況であることが分かりました。それならば、日本で自分がやろうと思いました。

加藤　自分が日本で tele-ICU のパイオニアになるぞ、と決意されたんですね。

中西　はい。取り組みを始めてから、私は tele-ICU のことだけでいっぱいいっぱいだったのですが、いろんな方に「tele-ICU が確立した後はどうするの?」と聞かれるようになりました。

そもそもD to Dの遠隔医療は画像診断くらいしか確立していません。質問を受けて考える中で、tele-ICUは、救急や麻酔、病棟管理、在宅医療などいろいろなものに応用できそうだな、と気が付きました。それで、「これからはD to Dの遠隔医療を確立し普及させていくことが自分の仕事だ」と思い込み、取り組んでいこうとしています。

加藤　遠隔医療を普及しようと考える中で、2030年の集中医療や救急医療の未来はどうなるとお考えですか？

中西　2025年には団塊の世代が後期高齢者になり、2038年には多死社会を迎えます。医療に対するニーズが高まることは容易に想像され、一定の割合で発生する重症患者の診療を行う集中治療のニーズも並行して高まっていくと考えています。救急・集中治療の現状は、その他の診療科と同様に医師不足がありますが、医師の過重労働によって支えられています。遠隔医療がその状況を改善していくと期待しています。

他には、病院前救護の景色も変わるでしょう。救急車は自動運転になっていくと思います。救急要請の時点で個人が特定されていれば、救急隊員がPHR（Personal Health Record）を確認することで、患者の情報収集を正確に、短時間でできるようになります。さらに搬送先でもPHRを閲覧できる状態になっていれば、情報共有もスムーズです。患者の搬送先は、過去の受診歴や症状、病院の救急患者受け入れ状況などから人工知能（ＡＩ）が決定します。

そもそも現場に向かう救急隊員という「人間」は減り、ロボットがその役割を担うでしょう。「救急車」と言いましたが、輸送機は「救急ドローン」かもしれません。ドローンには専用の飛行高度が決められていて、地上何メートルの高さは「救急ドローン」専用。物流は別の高度を飛行するなどの決まりができているかもしれません。

その輸送機内から診療は始まります。検査機器も小型化され、少量の血液などから診断がつきます。病院に到着するころにはだいたいの鑑別疾患をＡＩが挙げてくれているようになるでしょう。

加藤　そうすると、病院到着後の救命医療も変わりそうですね。

中西　手術は、ダヴィンチのようなロボット手術が主流になっているでしょう。その操作すら、人間ではなくロボットが担うかもしれません。手術部位に挿入したカメラの映像だけでなく、ＡＲを用いて術前に検査したＣＴやＭＲＩの画像を術野に重ねて見られれば、人間でもロボットでもより安全に手術できるようになっているでしょう。

入院中の診療には、現在一定数の看護師や医師が必ず必要になっていますが、今後はそのほとんどを遠隔医療が担うでしょう。現場には処置や機器の管理などに必要最小限の医療スタッフだけがいて、実質的な診療は遠隔で行います。日本は施設の集約が進まず、中小規模の病院が多数ありますが、それが逆に奏効するかもしれません。

これまでは医師と患者が同じ空間にいる必要があったので病院の集約が必要でしたが、遠隔医療が普及すればその必要がなくなります。皆さんの生活圏に病院があり、それらを「コントロールセンター」から遠隔で管理をする。検査結果やバイタルサインを遠隔で確認することも、点滴の速度を変える、人工呼吸器の設定を変えるなどの機器の操作も、現在のテクノロジーですぐにできます。医療費の増大と遠隔医療の普及により、入院期間も極端に短縮されます。病院でしかできない診療がなくなればすぐに退院です。それ以降は、遠隔医療を用いながら自宅療養することになります。入院ベッド数はかなり減少するでしょう。

外来診療も、遠隔診療がほとんどになるでしょう。患者にとっては、待ち時間の大幅な短縮になります。大阪の患者が外来受診依頼を出し、時間が空いている東京の医師が診察することもあり得ます。医師と患者が相互評価をし、医師にも五点満点の点数が付いて、点数が高い医師は人気が出たり、診察料が高くなったりということもあるかもしれません。こうした変化を通じて、優秀な医師の定義も変わるでしょう。今までは知識が豊富で診断能力が高い医師や、手術や処置がうまい医師が「優秀な医師」でした。しかし、診断能力はＡＩが発

株式会社 T-ICU 代表取締役、集中治療医
中西智之

展することで医師ごとの差がなくなります。手術や処置も、ＡＩとロボットの発展により、個人の能力差はなくなるだろうと思います。コミュニケーション能力なのか、遠隔医療時代に要求される特別な能力を身に付けたものなのかは分かりませんが、今までと違った優秀な医師像ができあがると思います。

遠隔医療の普及で医師の診療効率は劇的に改善し、「医師不足」はなくなっていくでしょう。むしろ「医師過剰」になっているかもしれません。遠隔医療は国境も関係ありませんので、中国人医師が提供する遠隔医療と日本人医師が提供する遠隔医療、どちらでも好きな方を患者が選択できるようになっているかもしれません。日本人医師の遠隔医療が海外に提供されることもあるでしょう。

加藤　最後に、今後の日本の医療の未来と tele-ICU の未来についてお聞かせください。

中西　tele-ICU に取り組み始めたのは、医療スタッフが快適に、やりがいを持って働ける環境をつくりたいというところにあります。結局それは患者の満足度にもつながると思っています。今後の医療を支えていくのは間違いなく遠隔医療です。その導入に携われていることに大変誇りを持っていますし、スムーズに進むかどうかも我々にかかっていると責任も感じています。誰もが納得できる形でしっかり進めていきたいと思っています。

2030年は新しいコミュニケーションの形が見える

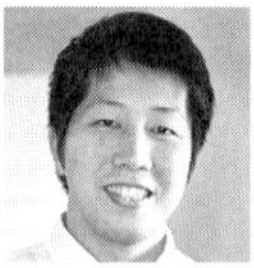

アンター株式会社代表取締役、
翠明会山王病院整形外科
中山　俊

なかやま・しゅん
鹿児島大学医学部卒。東京医療センターでの初期研修修了後、2015年から翠明会山王病院（千葉市稲毛区）整形外科。2016年にアンター株式会社を創業し、代表取締役に就任。医師が相互に助け合う実名制の医師同士の相談サービス「Antaa QA」などを運営している。

加藤　2030年の医療はどう変わっていると思われていますか？

中山　医療には、新しいコミュニケーションの形が訪れると思っています。「新しいコミュニケーションの形」とは、情報格差が是正され、医療現場で行う治療や検査などの医療行為を選択する際の意思決定の流れが変化することです。

加藤　医療における情報の非対称性はよく問題視されますが、具体的にはどのような情報格差があるとお考えですか？

中山　現在、二種類の情報格差が存在します。医師と患者の間の情報格差と、医師と医師の間の情報格差です。

医師と患者の間の情報格差とは、医学を学び、医療現場で経験を積んだ医師と、そうした情報を得ていない患者とでは、持っている情報が全く異なっていることをいいます。特にインターネットが普及する前は、患者は情報を収集する術も限られ、圧倒的な情報格差が存在しました。当時の医療の意思決定は、医師主導のパターナリズム的なものが中心でした。「先生にお任せします」というやつですね。

現在は、インターネットによって誰もが様々な情報にアクセスできるようになりました。自分の症状や病名などを検索し、どんな病気なのか、どんな検査がされるのか、どんな治療法があるのか、患者自身が情報収集を行っています。自分の病気を理解しようとする行動は、非常に好ましい方向性だと思います。しかし残念なことに、2018年の現在はインターネット上に不正確な医学情報が氾濫しています。そのため、インターネットから医学情報を得ようとしている患者は、不正確な医学知識をインプットして医療機関を受診してしまうことがままあります。

脱線しますが、現場で医師として働いていて、不正確な医学情報を信じ込んでいる患者に出会うと、その情報を修正するためのコミュニケーションに普段以上の診療時間がかかります。マイナスをゼロに戻すための時間なのですが、医師としては誤った情報発信者に本来必要のない業務時間を増やされていると感じます。

加藤　2016年11月には、不適切な医療情報を発信したということで、大手IT企業が運営するメディアが全ての記事を非公開にする、という出来事もありました。

中山　結局のところ、医師と患者の医学情報格差は存在し続けています。むしろ誤った情報によって、格差が拡大している可能性もあるほどです。医療現場で患者の意思決定を支援するために医師が取るコミュニケーションは、インターネット普及前の医師主導のパターナリズム的な進め方と本質的には変わっていないように思います。

加藤　2030年には、現在の情報格差は解消されていくでしょうか?

中山　これから2030年に向かい、人工知能（AI）などのテクノロジーの進歩によって、正確な医学情報を簡便に入手できるようになる未来が訪れると考えています。現在のインターネット検索のように、全ての情報の中から重要な情報を探し当てるというアプローチでは、メディアは「検索でヒットさせるには」「サイト内の滞在時間を延ばすためには」という、医療にとって本質的ではない議論を行いがちです。

加藤　ウェブ上で多くの人に記事を読ませたいために、SEO（検索エンジンの検索結果で上位に表示されるために文章を最適化すること）対策ばかりを重視し、肝心な信ぴょう性の担保をおろそかにしてしまったことで、ＩＴ企業の問題は発生しました。

中山 医療にとって大事なのは、正確であることですよね。正確な医学情報の集まる場や正確な医学情報によって構成されたデータベースの中から、ＡＩに自分に向けた情報を提示してもらう。そんな未来を考えています。それにより、患者が誤って理解してきた医学情報を医師が是正する時間が削減されます。情報格差が埋められると、次の段階として患者個人の個別性に沿った自己決定を支援するためのコミュニケーションが行えるようになることです。つまり医師と患者の間の新しいコミュニケーションの形とは、情報格差が是正された先にある、医師が患者の意思決定を真に支援する形です。

加藤 医師と医師の間の情報格差についても先生の考えを教えてください。

中山 そもそも、医師は医学のことならなんでも知っていると思われていますが、医師間でも医学知識の格差は存在するんですよね。医学が進歩したことで関連する情報はどんどん増え、内科外科という区分けから、循環器内科、呼吸器内科、脳外科、整形外科など専門性が細分化しました。細分化した専門性がさらに高度になって、さらに整形外科は股関節外科、手の外科などもっと細分化するというサイクルが起きています。結果、専門医と非専門医の間には大きな知識の格差が存在しています。一方、専門が細分化したことによって一人の医師が持つ専門知識は狭く深くなり、逆に診療できる疾患の割合が限局されています。

加藤　確かに、外来患者を診察する際、同じ身体所見であっても、循環器内科であれば心臓の疾患、呼吸器内科であれば肺の疾患に重きを置いて考えることはあり得ると思います。

中山　高齢患者は複数の疾患を抱えていることが多いですし、医師不足の地域や診療科では一人の医師が専門に限らず幅広く診療しなければならない中、医師は自分の専門分野以外の事柄で患者の意思決定支援をすることが困難となっています。医師自身がどの診断を考えるべきなのか、どの検査をすべきなのかが分からない状態で、患者が意思決定するためのコミュニケーションは取れないですよね。

国も、この現状をなんとかしようと、「かかりつけ医」制度を推進したり、総合診療医を増やそうと動いています。また、医師が医学部卒業直後に初期臨床研修という二年間の研修を行う制度は、医師として幅広い知見を養うためのものです。ただ、医師の教育制度を改革し育成していても、医学はそれ以上の速度で進歩していて、専門医と非専門医の情報格差は拡大しています。現場では、医師もスマホでググって自分なりに情報格差を埋めようとしているんですよね。

アンター株式会社代表取締役、翠明会山王病院整形外科
中山 俊

私は、やはりテクノロジーの活用で解決するしかないと思っています。ＡＩなどの新しい情報提供のテクノロジーによって情報格差は改善していくと考えています。医師間の情報格差が是正されると、複数の疾患を抱えていたり、多様なバックグラウンドを持つ患者を担当したときも、的確な意思決定支援ができるようになると思うんですよね。

加藤　なるほど。中山先生もそのあたりに問題意識を感じ、取り組まれているんですね。

中山　はい、私が創業したアンター株式会社は、医師と医師とをオンラインでつないで医師同士のネットワークを作り、相互に質問し合うことで互いに情報格差を是正していこうとしています。ＡＩなどのテクノロジーが新しい情報提供をもたらす未来の手前に、まずは医師と医師が向き合って互いに知識の格差を是正する未来があると思っています。

これからの医療を支える「地味なデータの整備」

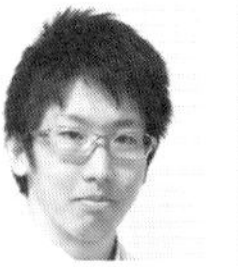

株式会社トライディア データサイエンティスト、医師
二宮英樹

にのみや・ひでき
東京大学医学部卒。脳神経外科、株式会社メドレーを経て、株式会社トライディアでデータサイエンティストとして企業向けデータ解析に従事。慶應義塾大学医療政策・管理学教室博士課程で、データベース研究や病院のデータベース構築を行う。

加藤　医師でありデータサイエンティストである二宮先生は、２０３０年に向けて医療はどう変わっていくとお考えでしょうか？

二宮　画像の自動読影などの医療ＡＩによって、これから医療の現場は劇的に変わっていきます。特に医療データの利活用が変わると思っています。確実に言えるのは、機械学習やディープラーニングは単なる技術の一つにすぎないということです。

例えば１９８７年にエクセルのマイクロソフトWindows版が発売されました。30年前の当時、エクセルを使える人は非常に高度なデータ解析者だったことでしょう。しかし

株式会社トライディア データサイエンティスト、医師
二宮英樹

今の人々にとってエクセルを使えること自体は当たり前で、プラスアルファで他の能力との掛け合わせが求められています。既に機械学習やディープラーニングは、scikit-learn、TensorFlow、Chainer など Python で利用できるオープンソースを使えば、無料で簡単に実装できます。高度な技術自体はこれからも専門家の手に委ねられ続けるものの、10年後には多くの人たちが機械学習技術を当たり前の技術として使うようになっていくでしょう。

加藤　機械学習の技術が特別なものではなくなるということですね。

二宮　そのような時代に鍵になってくることは二つです。それはデータ量と適切なラベリングです。データ量は分かりやすいと思います。例えば患者数や画像数のことです。ラベリングとは例えば、ＣＴやＭＲＩの画像に対して診断がついているか、疾患予測に使用したいウエアラブルデータに精度の高い診断名がついているかといったラベル付けを指します。

機械学習を行う上ではこのラベリングが大切なのですが、ラベリング自体は現場の医療者が地道に行う必要があることが多いです。そのため今、医療の現場に存在している大量の画像データや検査データで、既に適切なラベリングがなされているものはほとんどないと考えて間違いないです。

加藤　現状では、医療データはたくさんあるものの、それを適切に扱える状態になっていな

いのですね。

二宮　はい。今お話しした医療AIを包括する形で、医療データのあり方についても少し触れておきます。これからの医療において大切なのは「構造化されたデータ」を整備していくことです。ただ大量にあるだけのデータは使い物にならないことがほとんどです。電子カルテのデータも自由記述の文章が詰め込まれていて、その取り扱いはとても難しいでしょう。

「構造化されたデータ」とは、臨床データをリレーショナル・データベースに落とし込んでいくことであり、すごく大雑把に言えばエクセルのような形でデータ自体を保持していくことです。ある患者の現病歴を「3週間前に発熱があり、すぐに解熱したがその後咳が続いていて、痰はない」といったフリーテキストで保持するのではなく、3週間前の感冒症状が◯、現在の発熱は×、慢性咳嗽が◯、痰は×といった形でデータを取得していきます。このデータ形式はラベリングとも非常に相性がいいです。このような形で「構造化されたデータ」を持つことで、自然にデータの利活用を行えるようになり、機械学習や個別化医療、PHRにつながっていきます。

加藤　現在の日本の医療がこうした未来に向かうには、どうした点を課題とお考えですか？

二宮　近年、医療の標準化を進めるために、各領域でガイドラインが整備されています。各領域の専門医が必ずしもガイドライン通りに診療を行うとは限りません。専門医はガイドラインの内容は踏まえた上で、自らの知見と技術に基づき、アドバンストな医療を行います。一方、医療自体が高度化していく中で専門外の分野をキャッチアップし続けるのは難しく、そういった部分の医療の質を底上げするために、ガイドラインが活躍するのです。これが標準化医療です。

しかし、せっかくガイドラインが整備されても、ガイドラインが浸透していない現場があちこちにあります。私はＩＴ（特にデータ）を活用することで、医療の標準化や効率化を行っていきたいと考え、データサイエンティストとしての修業を積む覚悟を決めました。

加藤　よく人工知能（ＡＩ）というと画像診断が引き合いに出されますが、海外ではどの程度普及しているのでしょうか？

二宮　既に海外では、ＡＩを使った画像自動読影システムが開発され、サービスとして提供している会社もあります。例えばイスラエルのゼブラ・メディカル・ビジョン社は、ＣＴの1スキャン当たり1ドルで自動読影するサービスを既に提供しています。

そして面白いのは、そういった画像自動読影の会社のトップは放射線科医ではなく、データサイエンティストが多いという事実です。私もいろんな業界のデータ解析を行っているからこそ実感するのですが、データサイエンスは分野横断的です。いかなる分野であっても、大量のデータがあればそこから価値を生み出していくのがデータサイエンティストです。特に医療画像の自動読影の最先端は、データサイエンスが主導しています。

日本はデータサイエンティストの数も限られていて、医療データのｎ数も限られています。純粋な画像数では日本は恵まれているのですが、多施設での協働体制がないことが大きな課題です。

加藤　そんな中で、日本発の医療画像自動読影の未来はどこにあるのでしょうか。

二宮　一つは日本にしかないようなデータを活用していくことです。例えばピロリ菌、胃癌に関しては東アジア特有の状況であるため、それらに関連したＡＩはとても面白いと思います。あるいはＣＴ、ＭＲＩ大国である日本では、脳ドックなどに健康な人の脳の画像が蓄積されています。これは世界的に見ても稀有な状況です。あるいは世界でも有数のお産安全国である日本発の胎児心拍数モニタリングに可能性があるかもしれません。

あともう一つの鍵となる要素があります。それは画像のみにこだわらず、総合的な質の高いデータを一緒にモデルに組み込むことです。胎児心拍数モニタリングでしたら、母親の既往歴、妊娠分娩回数、子宮口の状態などを組み込むことで、差別化が図れる可能性がありま

株式会社トライディア データサイエンティスト、医師
二宮英樹

す。画像の自動読影で最も大切なのは、画像数とラベリングです。純粋に画像数とラベリングによって世界で戦っていくか、それが難しいなら上記のような差別化戦略で開発を進めていく必要があります。

これからの医療の鍵は「データ」です。しかし構造化されていない状態で蓄積されたデータを前処理して頑張って使っていくのはとても骨が折れる作業です。私も日々苦労しています。だからこそ大切なのは、病院で医療が提供されるうちに自然と、臨床的に有用なデータが構造化された状態で蓄積されていく体制を整えていくことです。

まず私がこれからやっていくのは、病院の現場で医療者と協働しながら、世界でも類を見ないレベルの高いデータベースを構築していきます。そのデータベースをプラットフォームとして開放することで、患者自身が自分のデータを活用したり、PHRとして保持することもできます。医療者は、患者の自宅での生活の様子や変化に対するアラートを把握できるようになり、医療自体の質が上がります。そして研究者や機械学習エンジニアは、そのデータベースを使って臨床研究や医療AIの開発を行えるようになります。

今存在しているデータから医療AIを作っていくこと自体も大切ですが、地味なデータの整備をしていくことが今後の医療を支えると同時に引っ張っていくと信じています。

家庭と小児科医をオンラインでつなぎ、子育てで誰も孤立しない社会へ

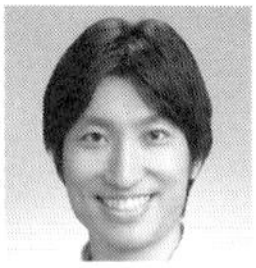

株式会社 Kids Public 代表取締役、小児科医
橋本直也

はしもと・なおや
2009年日本大学医学部卒。小児科専門医。聖路加国際病院にて初期研修、国立成育医療研究センターにて小児科研修を行う。その後、東京大学大学院にて公衆衛生学修士号を取得。外来勤務を続けながら2015年12月に株式会社Kids Publicを設立。

加藤　2030年の小児医療のあるべき姿を考えるとき、橋本先生から見た小児医療の現状と課題を教えてください。

橋本　まずは疾患構造の変化があります。ワクチン普及の影響などにより、かつての感染症中心の疾患構造から、現在は非感染性疾患（Non-Communicable Diseases：NCDs）中心へとシフトしてきました。NCDsに含まれるのは、虐待や肥満、心身症、発達障害、アレルギー、不登校、不慮の事故などです。全国の児童相談所に寄せられた児童虐待に関する相談は、2016年度に約12万件と過去最高を更新しており、過去10年間で約三倍に増加してい

ます。小中学校における不登校の生徒数も、2016年度の時点で13万4398人となり過去最高となっています。

また、生まれくる子どもたちへの影響を考慮すれば、妊産婦をめぐる現状の把握も重要です。2016年の調査では、2005年から2014年の10年間で63人の妊産婦が自殺し、妊産婦の死因の一位である可能性が示唆されました。出産後に自殺した人の三分の一が産後うつでした。子どもの虐待死は0歳児がおよそ半分を占め、3歳未満の心中以外の虐待死における主たる加害者は、79.3%が実母という調査結果もあります。周産期における母親のサポートも子どもの健康を守るために重要であることが強く認識されてきています。

加藤 子どもを診るだけでなく、母親のサポートも重要になってきているのですね。他にも小児医療における考え方の変化は起こっているのでしょうか。

橋本 成育医療という考え方の重要性が認識され始めています。これは、胎児から始まり、新生児、乳幼児、学童期、思春期を経て、また次の世代を生み育てていくという一連の過程として心身の健康を捉える医療を指しています。日本は、妊婦健診、乳幼児健診の連携をさらに強める必要があると思いますし、乳幼児健診の後は小児医療との接点が希薄になりがちだと思っています。米国では、米国小児科学会が「Bright Futures」という指針を打ち出しました。0~21歳までの小児に対して、年齢ごとに小児科医がチェックすべき項目がまとめられていて、子どもの成長の継続的な見守り役である小児科医の役割が明確に記されています。その指針の始まりは、プレネイタルビジットと呼ばれる、出産前に妊婦が小児科医を訪れ、関係性を築くことから始まっています。こちらも日本では一部地域で開始されていますが、制度としてはまだ馴染みがありません。

さらに産前産後の切れ目ないケアの重要性も国際的に認知が広がっています。フィンランドのネウボラという制度がその成果を示した良い例です。こちらは、産前から産後、子どもが小学校に入学するまで、定期的に同じ「ネウボラおばさん」と呼ばれる担当者との面談をし、母子を中心に家族のサポートを行うものです。フィンランド大使館によると、フィンランドにおける虐待死の減少や合計特殊出生率を約1.8という水準に保てている要因の一つと考えられています。本施策の有効性は知られていますが、日本で産前産後の連続性のある社会的サポートが十分に確立されているとはいえません。

加藤　産前から産後まで、一連の流れにおけるトータルサポートを充実させることが日本の急務といえそうですね。他にも課題はありますか？

橋本　小児医療現場では、軽症受診や重複受診の多さが医療リソースを圧迫しています。

株式会社 Kids Public 代表取締役、小児科医
橋本直也

さらに、小児医療への地理的なアクセス格差も課題の一つです。2012年における都道府県別の15歳未満人口10万人に対する小児科医数は、最少の茨城県で72人、最大の東京都で150人と2.1倍の格差がありました。二次医療圏で見ると、東京都内の最大地域には442.5人の小児科医がいるのに対し、群馬県内の最低地域では14.3人と、30.9倍の格差が生まれています。

加藤　これらの現状・課題を踏まえて2030年に小児医療はどうあるべきでしょうか？

橋本　列挙した課題、状況は現在あくまで状況の認識にとどまっており、スタートラインに立った段階です。2030年には、これらの課題を解決し、体制の整備にまで至っていることが求められます。NCDs中心の疾患構造変化に対応し、産前産後の切れ目ないケアを実現、成育医療という連続性を意識した医療を行う。それらに小児医療のリソースが適正に配分されるよう、外来での軽症受診の適正化がなされる。さらに、あるべき小児医療が全国において均一に、アクセス格差が是正された上で享受できる社会の実現が求められるでしょう。

既に社会は動き出しています。成育医療を国家で支えるために、人のライフサイクルの過程に生じる多様な健康問題を包括的に捉え、適切に対応すべく「成育基本法」が提案されています。また、産前産後の切れ目ないケアの実現および様々な子育て支援策の連携を目指し、

「子育て世代包括支援センター」の全国展開を2020年度末までに目指すこととされています。こうした動きの中で、課題とされる虐待の防止、妊産婦のケアの充実がなされることが期待されています。

加藤　様々な動きが始まりつつある中で、橋本先生自身が設立された会社について、その経緯や取り組みについて教えてください。

橋本　課題解決のために、私自身は2015年に株式会社Kids Publicを設立しました。最初のサービスは、2016年5月に開始した「小児科オンライン」という遠隔健康医療相談です。私はまず、家庭と小児科医をつなぐコミュニケーションチャネルを増やそうと考えました。「小児科オンライン」は夕方・夜間にスマートフォンから直接小児科医に相談できるというサービスです。開発に至ったきっかけは、母子家庭で育児負担が大きく、追い詰められた母親から虐待を受けた3歳のお子さんと、夜の救急外来で出会ったことでした。手を上げる前に小児科医に相談してくれていれば、というやるせない気持ちが込み上げてきました。そして、問題の上流にある子育ての孤立に小児科医としてどうリーチすべきかを考え、スマートフォンを通して小児科医に相談できるサービスを思いつきました。

「小児科オンライン」では、子育ての不安に寄り添うことで、子育ての負担感を軽減する

株式会社Kids Public代表取締役、小児科医
橋本直也

こと、受診に関するアドバイスを行って、夕方・夜間の非緊急の受診の適正化、医療リソースの適正配分につなげることも目標にしています。サービスは主に企業の福利厚生や自治体の社会サービスとして提供されており、全ユーザーの99.9%は無料で利用できるようになっています。地域に小児科医がいない自治体との連携も進めており、小児科医へのアクセス格差の是正への貢献も今後さらに進めていく予定です。また、2018年2月からは「産婦人科オンライン」というサービスのテストを開始しています。将来的には小児科オンラインと連結し、オンライン上での産前産後の切れ目ないケアを実現することを目標にしています。

先行事例として、小児遠隔健康医療相談がもたらす社会へのインパクトを測り、社会にエビデンスを発信していくことも小児科オンラインの役割だと考えています。2017年の日本小児科学会学術集会にて相談内容のまとめを発表しました。また現在、横浜市栄区、国立成育医療研究センターとともに、産後ケアとしての小児遠隔健康医療相談の有用性を産学官連携のランダム化比較試験にて検証しています。ICTの活用は、家庭と医療者の距離を縮め、これまでにないアプローチで小児、成育医療へ貢献し得ると事業を通して実感しています。この感覚をエビデンスにまとめて発信することで、2030年までにはKids Publicの取り組みが社会になくてはならないインフラの一つとなるのが目標です。

オンライン診療と医療データ事業で、医療をより患者に近づける

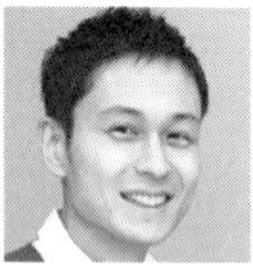

株式会社情報医療代表取締役、医師
原　聖吾

はら・せいご
東京大学医学部卒、国立国際医療研究センター、日本医療政策機構、マッキンゼー・アンド・カンパニーなどを経て株式会社情報医療を創業した。横浜市立大学医学部非常勤講師。米スタンフォード大学で経営学修士号（MBA）を取得。

加藤　２０３０年の医療を考える前に、まず原先生は現在の医療をどう見ていますか？

原　２０１８年時点の日本の医療は、いくつかの点で世界に冠たるものです。具体的には、平等性、セーフティネット、フリーアクセス、高いアウトカム、そして比較的低いコストです。平等性は、民間保険中心の米国や医療貯蓄口座などがあるシンガポールと比べ、独仏により近い社会保険を中心とした医療制度によって実現しています。セーフティネットとしては、自己負担が高額になった場合に医療費の一部が払い戻される高額療養費制度がその好例です。独仏など、家庭医やかかりつけ医が制度化され、一部フリーアクセスが制限されてい

株式会社情報医療代表取締役、医師
原聖吾

る国々とも異なり、日本では国民が受診する医療機関を選べるフリーアクセスが担保されています。アウトカムを見ても、平均寿命の長さや乳幼児死亡率の低さは引き続き世界でもトップクラスの水準を誇っています。そして、こうした医療が比較的低いコストで提供できています。

一方で、様々な課題に直面していることもまた事実です。ここでまず挙げられるのは、経済成長の鈍化、少子高齢化、そして疾病構造の変化です。日本の経済成長が鈍化する中、医療費を含む社会保障費が増加を続けています。さらに団塊の世代が後期高齢者となる2025年には人口の30％が65歳以上になると推計されている一方で、少子化も進み、人口構成は大きく変化します。疾病構造については、結核に代表される急性疾患が死因の上位を占めていた戦後の時代から、癌、心疾患、脳血管疾患などの非感染性疾患が死因の大部分を占めるという変化を遂げてきました。また、2025年には認知症の高齢者の数が700万人近くになるなど、他国がこれまでに経験したことのない疾病構造の変化を日本は経験していくことになりそうです。

加藤　世界で前例のない状況に対し、各国が日本の動向に注目していますね。

原　これらの課題解決のため、2015年に策定された「保健医療2035」では三つのビジョンが提示されました。一つ目が保健医療の価値を高めるというもので、これは保健医療システムへの投入資源に対して人々が得られる価値を最大化することを目指しています。二つ目は、人々が自ら健康の維持・増進に主体的に関与しデザインすること、そしてそれを支える社会を築くことを目指しています。三つ目は、日本が保健医療に関するグローバルなルールづくりに積極的に貢献し、世界の保健医療を牽引することが示されました。これらのビジョンには私も共感する部分が多く、日本全体として、そして個々人として取り組むべき指標だと考えています。

加藤　実際に保健医療の価値を高め、主体的選択を進めるためにはどうすべきでしょう？

原　その実現に向け、特に重要になると私が考えているのが、医療に関する情報を活用するという視点です。一人ひとりの医療に関わる情報がデータ化、突合され、そして活用されなければ、保健医療の価値を測ることはできないでしょう。本来、人の健康と病気は連続的で密接に関連しています。しかし、公的保険で定義される「病気」は、医療提供者側の発想に基づき、非連続的に区切られてしまっています。公的保険により大きな資源が投じられている医療の領域では、必然的に医療における価値を示すための情報の収集・整備が進んでいます。例えば「病気」の解決策の代表例である医薬品の開発では、厳密なプロトコルに基づいて臨床試験が実施され、その安全性・有効性・品質が科学的に立証された製品が現場で活用されています。ところが、そこで収集・分析されるのはあくまでも人が「病気」になってからのデータです。「病気」以前にその人が過ごした環境や生活習慣などとの関係は考慮されないままとなっています。

加藤　なぜ、そのような状況になっているのでしょうか？

原　この理由としては、これまでは、そもそも「病気」の手前の健康・医療に関する情報が整備されていないという事情がありました。公的保険で定義される「病気」には40兆円を超す国民医療費が投じられています。一方その周辺、例えば健康管理関連市場はその100分の1程度の4000億円程度と試算されています。それゆえ、「病気」に関わる情報は多く蓄積される一方で、「病気」以前の人の健康・医療に関する情報は限定的でした。

ただし近年、デバイスやセンサーなどの技術革新により、玉石混交ではあるものの、食事や運動などが比較的低コストで記録されるようになりました。これにより、本質的な課題は「病気」に関するデータと「病気」以前のデータの突合に移ってきています。2016年に厚生労働省の「保健医療分野におけるICT活用推進懇談会」がまとめた提言に描かれているように、保健医療データを統合した情報基盤の整備がさらに必要となるでしょう。

加藤　このような医療側の潮流が見られる一方、蓄積・整備・突合されていく医療の情報が実際に活用される技術側の用意はできているのでしょうか。

原　私は、様々な領域で機械・深層学習のような情報技術の進展が起こっているこのタイミングを好機と見ています。いわゆる人工知能（ＡＩ）技術と呼ばれる領域では、これまでに二回ほどブームがあり、今回が三回目とされています。三回目の今は、深層学習に代表される技術理論の進化、インターネットの普及などによって後押しされたデータ量の増大、そして機械・深層学習を実現するためのＧＰＵなどの計算能力の発展がありました。今までは実現できなかった量のデータを扱い、そのパターンを認識できるようになってきています。

加藤　このような潮流を踏まえた上で、今、取り組まれていることについて教えてください。

原　現在私たちは、オンライン診療と医療データ事業に取り組んでいます。これまで、医師・患者間のやり取りの情報はデータ化されることなく消えていっていました。オンラインを介した診療が広がれば、その情報が初めてデータとして蓄積されていくことになります。例えば、患者の表情や声のトーン、医師とのやりとりなど「生」の情報を蓄積する基盤となり、その他の様々な医療・健康に関する情報と組み合わされて活用される可能性があります。

ここ数年で制度が整備されたことにより、複数の事業者がオンライン診療事業に参入しています。その中で、我々は医療機関側が無料で使用できるオンライン診療サービス「curon（クロン）」を2016年から展開しています。現在クロンを利用している医療機関の数は、600件を超えます。医療機関からシステム料を取る事業者が多い中、あくまでも便益を受けるのは患者という視点に立って、患者が利用料を負担する形でサービスを提供しています。

加藤　医療データ事業はどんなものですか？

原　医療データ事業では、蓄積されてきた医療・健康に関する情報を活用すべく取り組んでいます。国内外の主要な大学や研究機関、企業と提携しつつ、これまで必ずしも十分に活用されていなかった医療に関する情報を扱う取り組みを進めています。例えば、国立研究開発法人日本医療研究開発機構（AMED）の共同研究事業として、国立がん研究センターとともに内視鏡手術動画を学習させ、医師の暗黙知を今後の内視鏡技術発展に役立てる2017年度の取り組みがその一例です。内視鏡手術は、これまで医師個人の技術力によるとされ、暗黙知やアートと呼ばれてスケールできなかった技術ですが、機械・深層学習技術を活用すれば広げられる可能性があります。こうした技術の活用で、医療はより患者に近づくと考えられます。私たちがビジョンとして掲げる「すべての人が納得して生きて、死んでいける社会」が実現する日も遠くないでしょう。

セルフメディケーションの時代を意識して専門性を身に付ける

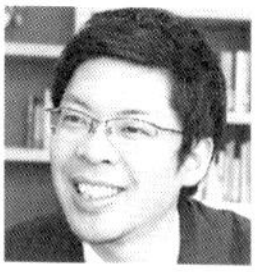

一般社団法人日本臨床研究学会代表理事、
株式会社mediVR代表取締役、循環器内科医

原　正彦

加藤　様々なプロジェクトを手掛けてこられた原先生は、今から12年後の2030年、医療はどうなると考えていますか？

原　患者が自分で判断し、市販薬などで治療するセルフメディケーションを中心に発展していると思っています。医療費の増大は続いており、これに伴って健康保険組合もドミノ倒しのように潰れていくことが想定される現状で、国も結局は医療費抑制の方向に大きくかじを切らざるを得ないと考えています。国民皆保険制度を維持できなくなれば、「自分の体は自分で守る」という意識が生まれるのではないでしょうか。世界的なトレンドとしても、医療

はら・まさひこ
2005年島根大学医学部卒。米国心臓病学会から世界の若手トップ5に3度選出された知識と経験を生かし、臨床研究から産学連携まで幅広く活躍。代表を務める株式会社mediVRは、経済産業省主催のジャパン・ヘルスケアビジネスコンテスト2018でグランプリ受賞。

保険が普及していない国ではセルフメディケーションで医療と関わる傾向があります。

加藤 セルフメディケーションが進んでいくという方向性を考えて、今取り組まれていることはありますか？

原 自分が取り組んでいるプロジェクトは全て、セルフメディケーションが普及した未来を意識しています。一つはオンライン診療のプロジェクトですが、これは将来やり取りがテキストベースになることを想定しています。もちろん、オンライン診療のガイドラインや保険診療のルールを守りながらですが、生活習慣病を対象に、チャットを使った疾患の治療サービスを提供したいと思っています。将来的にはチャットだけでオンライン診療を行えるようになり、そのチャット相手もやがては人工知能に代替できるようになることを見据えていて、生活習慣病のフォローアップ時のチャット内容のビッグデータを収集することを考えています。軽症で安定している疾患はできるだけ国民皆保険制度を利用せず、民間で提供する自動化されたオンライン診療サービスを利用するようになれば、セルフメディケーションを中心に医療を展開し、貴重な人的・経済的リソースを重症疾患の患者に割く体制がつくれます。このように国と民間の役割分担が進むと考えています。

加藤 では先日、経済産業省主催のジャパン・ヘルスケアビジネスコンテストで優勝した株式会社mediVRのVRによるリハビリテーションに関してはどうでしょうか?

原　これも、セルフメディケーションを実現するために始めました。脳梗塞後に脳失調を来した患者のように、決められた時間に決められた場所に行ってリハビリすることが難しい方でも、家ならいつでもリハビリできます。家族がセミセルフメディケーション、つまりファミリーメディケーションに近い形でリハビリを提供することで、反復練習を可能にし、治療につなげる。プログラムさえ組めば、医師がいなくても家でリハビリできるようになることを見据えています。

加藤　なるほど。では他に進めているプロジェクトではどうでしょうか?

原　セルフメディケーションでは、「個別化」と「予測医療」という切り口がより重要になってくると考えています。個別化というと、一昔前まではゲノムアプローチが一般的でした。しかし、生活習慣病などの多因子遺伝疾患はゲノムではなかなかうまくいかないことが分かってきたので、別のアプローチが必要だと考えています。例えば、薬の効果はランダム化比較試験（RCT)、つまりマスデータで薬の効果を推定するのが一般的ですが、患者が実際に知りたい情報は「その薬は自分に効くのか」ですよね。そこで私たちは、患者個人の繰り返しデータを用いて薬の効果を推定するアルゴリズムを開発し、2年前に特許を取得しました。このアルゴリズムを使うことで、将来的にはＲＣＴの結果のみに頼ることなく、個人に対する薬剤の効果を「個別」的に予測し、最適な治療を提案できるようになるのではないかと期待しています。これもセルフメディケーションに合致します。つまり、私が手掛けているプロジェクトは、アプローチは少しずつ違うものの、１００％セルフメディケーションの方向に進んでいくという前提の下に進めているのです。

加藤　先生がセルフメディケーションの時代が到来すると確信したきっかけは、どんなことだったのでしょうか？

原　産業革命など、過去の技術変革の事例を見ていくと、ほとんどのケースで作業の自動化が行われているのが分かります。医療も同様の流れになるはずなのですが、医療の自動化は大きな流れの中ではセルフメディケーションの普及とほぼ同義かな、と考えています。とはいえ、全てがセルフメディケーションに急に置き変わるわけではなく、医療現場の自動化が進む中で技術が発展していくのだと思います。医療現場で人手が足りていないところを考えるには、患者がどこで待たされているかを探せばいいと思います。自動化技術はそういったところから発展していくように思います。例えば、会計の待ち時間は非常に長いと思いますが、米アマゾン・ドット・コムの無人コンビニ「アマゾン・ゴー」のような技術が病院に導入されれば、解決できるかもしれません。オンライン診療で検査が必要と判断された場合に、病院に立ち寄って気軽に検査を済ませるといったセルフメディケーションの未来像に一歩近づくように思います。また、例えば採血はどこでも多くの患者が待っていますので、採血の自動化はとても大きいニーズがあると思います。これもセルフメディケーションの普及に直結する技術になりますよね。私も自動採血の機械を作ってみたいのでmediVR社をバイアウトした資金で挑戦したいと考えています。

加藤　原先生は、いろんなプロダクトの課題に鋭く気がつかれるなあと思っているのですが、どう考えていけば課題に気づけるのでしょう？

原　事象をシンプルに考えてみるのがいいと思っています。複雑な物事を因数分解するイメージです。その分野の専門家で、当たり前すぎて気づきにくくなるということもないと思います。医学でもビジネスでも、問題点の本質を把握して、ただそれにアプローチすればいいだけだと思っています。

加藤　では2030年に向けて、今からやっておきたいことはどんなことでしょう？

原　自分が所有する資産をまとめたポートフォリオのように、キャリアや能力のポートフォリオを持つことですね。今後、様々なタスクや職業が自動化されてなくなっていきますから、ポートフォリオを組んでリスクを分散しておかなければ、将来、医師であっても食べていけなくなるかもしれません。だから、私も意識的にリスク分散をしています。リスク分散の方法論は人それぞれかもしれないですが、少なくとも二つは能力を手に入れておかないといけないでしょうね。

加藤 キャリア論という視点ではとても共感できます。特に医療分野において、これからやっておくべきことはなんでしょうか？

原 当たり障りのない言い方になってしまいますが、機械に置き換わらない代替不可能性を考えることですね。二つの専門性を身に付け、それらを組み合わせていくことで複雑さが増すので、機械で代替不可能になっていくと思います。要するに、「医療×〇〇」ですね。

医師であれば、2030年に向けて、単純作業はどんどん機械に置き換わっていきますが、複雑な診断や治療が置き換わるのは後になるはずです。例えば、生活習慣病はセルフメディケーションで完結できるので、医師が介入しなくてもいいと思っているんですよ。一方、カテーテル治療のように、人間の医師が介入しないと難しい手技は、後10年で機械に置き換えるのはちょっと厳しいでしょう。要するに、専門性は高めておいた方が、その後に他分野との組み合わせがしやすくなると思いますので、まずは医師として精進すべしということです。

自分の健康は自分で守る感覚を身に付け「超健康優良社会」へ

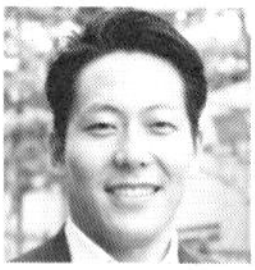

株式会社 Mediplat、
眼科医
眞鍋　歩

まなべ・あゆむ
日本大学医学部卒。医師、医学博士、眼科専門医。日大病院眼科にて臨床を約10年経験した後、株式会社Mediplatを共同創業。オンライン医療相談サービス「first call」の立ち上げに参画する。現在も診療、手術、研究を行いつつ「first call」の運営、企画に従事する。

加藤　眞鍋先生が見据えている2030年の医療像を教えてください。

眞鍋　2030年、日本の高齢化率は30%を超えます。労働力人口も徐々に減少する中で、医療費の増加問題は言わずもがな非常に大きな問題となるでしょう。現状の国民皆保険制度や医療費の自己負担額をこのままの水準で保てるかどうかは難しい問題で、今後、国民皆保険制度自体が破綻する可能性もゼロではありません。特に、若い世代の医療費の自己負担も増加する可能性が非常に高いと思います。

株式会社Mediplat、眼科医
眞鍋 歩

その中で、これからの若い世代にとって、「健康であること」は最大の自己投資になるのではないでしょうか。今後、私はデザインやアートの力を借りて健康への意識を醸成したいと思っており、そのプロジェクトも始動しています。要は、自分の体は自分で守らないといけない時代になるということです。

一方、若い世代にとって健康であることは当たり前のことです。そのため、健康診断の受診など、健康への意識を持ってもらうことは難しいのが現状です。

加藤 どうすれば健康に興味を持ってもらえるのか？ 若い世代にも健康診断を受ける習慣をつけてもらうためにはどうしたらいいのか？ という点が問題ですよね。

眞鍋 はい。そこで我々の出した答えの一つが、まずは医療を身近に感じてもらうことでした。どうしても、「病院へ行く」という行為にはネガティブな印象が付きまといます。そして、身近に医療関係者でもいない限り、医師と話すこと自体にも心理的にハードルがあります。「病院は、病気になったら行くところ」ですからマイナスなイメージがあるのはどうしても仕方のないことですが、そのイメージを変えたいと思いました。

加藤 そこで医療相談サービス「first call」を始められたんですね。

眞鍋 そうです。若い世代にもリーチする健康管理アプリ、正しい医療情報を手に入れられるメディア、そしてスマートフォンで簡単に医療相談ができるサービスを作りたい。それが、我々がサービスを始めたきっかけでした。

「first call」を通じて実現したい最も大切なことは、「予防医療の推進」です。自身の健康を管理するためには、病気に対する正しい知識を持ってもらうことと、気になる症状を放置せずに早めに誰かに相談できる環境を整えること、この二つだと思います。これが、若い世代にとって医療を身近に感じてもらうためには必要なことだと思いました。

一昔前は二世帯家族、三世帯家族も珍しくなく、何かあれば相談できるようなおじいちゃんやおばあちゃん、両親が身近にいる環境がありました。現在は都市部では核家族化が当たり前になり、健康のことを気軽に相談できる身近な家族が周りにいなくなってしまいました。

加藤　家族や友人の中に医療者がいない環境ではさらに難しくなってしまいますよね。

眞鍋　そうなんです。気になることがあれば、すぐそばに健康のことを相談できる人がいる状態が大切です。若い世代に身近な存在であるスマートフォンを使い、現役のドクターに相談ができる窓口があれば、ほんの少しの気になることでも気軽に相談できます。それをきっかけに、健康に対する興味、関心を持ってもらう。そんな環境が当たり前になれば、自然と健康を意識するようになり、いずれその世代が年齢を重ねたときには、今よりも生活習慣病の罹患率も少なく、より健康な社会が実現できるのではないかと考えています。

誤解を恐れずに言えば、今後衰えゆく高齢者の健康よりも、これからの日本を背負い、世界を引っ張っていく世代の健康に投資したいと僕は思っています。

加藤 今の若い世代の健康への意識やリテラシーについてどう考えていますか？

眞鍋 若い世代の中で非常に感度の高い人たちの中では、健康に対する知識を十分に持っている人もたくさんいます。特に最近、モデルなどSNSで発信力のある人たちを中心に、健康であることはかっこいいことなのだというイメージが広がっています。これは非常にいいことだと思います。ただ同時に、過剰なダイエットや効果の検証がきちんとされていないサプリメントなどが拡散してしまうことも大きな問題だとも思っています。「あのモデルさんがオススメしていたからきっと体にいいんだ！」ではなく、きちんと自分で判断することが大切です。

しかし、ネットで調べても、医療者でない限り自分で判断することはほとんど不可能に近いでしょう。発信している人自身ですら、正しいかどうかも分かっていない場合が多いかと思いますし、インターネット上の医療情報の真偽を判断するのは、僕ら医師でも難しい場合がありますから。そこで、繰り返しになりますが、何か気になることがあれば、すぐに専門家に相談ができる環境が非常に大切なのだと思います。

加藤　信頼性の面から、専門家に相談できるというのは大事なことですね。そして、「すぐに」「簡単に」という点も大事なポイントです。

眞鍋　今は時間の流れが非常に速い時代になっています。ニュースが一瞬で世の中に広まる時代に生きている中で、現代人は時間が足りません。その中で、ちょっと調子が悪いからといって病院へ行く時間はどうしても優先順位が下げられてしまいます。そもそも健康診断なんて受けなくても大丈夫、もしくは健康診断で軽い異常値を指摘されていたけどまあ大丈夫だろうと放置してしまう。そんな軽い気持ちがもしかすると何か大病のきっかけになってしまうことがあるかもしれません。

前述した通り、「医療機関を受診する」という行為自体が心理的にも、物理的にも非常にハードルが高いのは分かります。しかし、医療者である我々があぐらをかいてそれを放置するのは、本来の医療のあるべき姿ではないような気がしています。世界にも例を見ない超高齢化社会を迎える日本という国で、もし日本で暮らす若い世代一人ひとりの健康に対する興味、知識が高まり、それを生かすことができれば、この困難な時代を生き延びることができ、日本が再び世界から脚光を浴びる時代が来るのではないかと思います。

株式会社 Mediplat、眼科医
眞鍋 歩

加藤　超高齢社会における医療の先行事例として成功すれば、これから高齢化を迎える国々のロールモデルになれるでしょうね。

眞鍋　この先10年、20年で確実に介護・医療費は高騰を続けます。若い世代がその負担をしなくてはならないのも事実でしょう。それが避けられない事実だとすれば、自分たちでできることをしなければならないと思います。病気になってしまっては自分のやりたい事もできない、余計にお金もかかってしまうというダブルパンチを食らうことになります。そうならないためには、自分の健康は自分で守るしかありません。

どうすれば病気にならずにすむのか。なってしまったとしても、どうしたら悪化を防げるのか。それを今の世代から意識してもらうことで、日本は「超高齢社会」ではなく、「超健康優良社会」になれると確信しています。

癌の個別化医療を実践しつつ企業と臨床現場の架け橋に

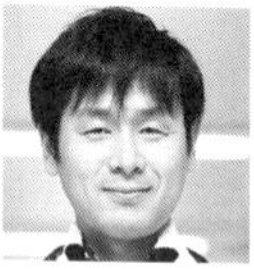

江戸川病院腫瘍血液内科副部長、
プレシジョンメディスンセンター長

明星智洋

みょうじょう・ともひろ
熊本大学医学部卒。江戸川病院（東京都江戸川区）腫瘍血液内科副部長、同病院プレシジョンメディスンセンター長。虎の門病院、がん研究会有明病院を経て現職。一方、病院と企業をつなげる目的でHyper medical creatorとしても多くの企業とコラボレーションする。

加藤　先生の様々な取り組みを伺う前に、今までのキャリアについて教えてください。

明星　私は2001年に熊本大学医学部を卒業して医師となりました。その後、岡山大学医学部附属病院、呉共済病院を経て、虎の門病院で臍帯血移植に携わり、がん研究会有明病院で臨床腫瘍一般を勉強しました。そこで血液専門医、がん薬物療法専門医を取得し、その経験を地域に生かしたいという思いから、9年前に江戸川病院に腫瘍内科医として着任しました。江戸川区は人口が約70万人いるにもかかわらず、この地区には私が着任するまで、腫瘍内科医、血液内科医はゼロでした。

加藤　都内でも専門医がゼロなんていうことがあるんですね。

明星　はい。専門の医師がいなくても患者はたくさんいるわけです。それまでは遠方の病院に紹介されたり、ひょっとしたら診断さえつかずにいた患者もいるかもしれません。医師会や近隣の病院への啓蒙活動を行い、看護師や薬剤師、検査技師などのメディカルスタッフの教育も同時に行って、現在では、東京都内でも有数のがん診療病院に成長しました。当診療科の医師も、常勤6人、非常勤2人という充実した体制となり、江戸川区のみならず、足立区、北区、墨田区、葛飾区などの城東地区の医療圏で診療をしています。

加藤　そのように充実した体制に変わったのはなぜなのでしょうか？

明星　江戸川病院が非常にユニークな病院だというのが理由の一つになると思います。院内にはいたるところにアートが展示されていて、なんと天井にも絵が描かれています。また、リクガメやフラミンゴ、エミューやマーラといった、通常は動物園でしか見られないような動物も多数飼育しています。

加藤　かなりユニークですね！

明星　ＭＲＩの装置に巨大な象のオブジェが付けられていたり、通路がお化け屋敷のようになっていたりと、遊び心満載の病院なのです。一方で医療設備も充実していて、手術支援ロボットのダヴィンチ、ＩＭＲＴ（強度変調放射線治療）のトモセラピーや無菌室など、大学病院にも引けを取らない環境です。今後、ＭＲＩと放射線治療を組み合わせたビューレイ社のメリディアンや最先端治療のホウ素中性子捕捉療法（ＢＮＣＴ）も稼働予定です。

加藤　明星先生の腫瘍内科医としてのお話も伺えますでしょうか？

明星　私の専門領域は、いわゆる癌に対する薬物療法です。皆さんご存じの通り、現在我が国での死因第一位は、癌です。その数は年々増加の一途をたどっていて、現在では二人に一人は癌にかかり、三人に一人は癌で死亡する時代となりました。つまり、癌は決して他人事ではなく、いつ自分の身に降りかかってきてもおかしくない疾患なのです。

今、我々がすべきことは、癌にならないようにする予防です。たばこやお酒、肥満など癌の発症リスクを高める物質や状態は統計学的に明らかになっています。それを今から改善すれば、将来、癌になるリスクを減らすことができます。生活習慣以外にも、遺伝やウイルス感染が原因で癌になることが分かっています。

少し前に米女優のアンジェリーナ・ジョリーさんが発症前に乳癌のリスクを考慮し乳房切除をしたことが話題になりましたね。これは、彼女に乳がんの発症する可能性が高い遺伝子変異があったからです。現在では医療もかなり進歩していて、希望すれば、その人の遺伝子

江戸川病院腫瘍血液内科副部長、プレシジョンメディスンセンター長
明星智洋

解析を行って、どの癌になりやすいのかを解析できるようになっています。なりやすい癌が分かれば、定期的にチェックすることで早期発見、早期治療につなげられるようになります。

加藤　自分がなりやすい癌を検査することで、癌を防ぐということですね。

明星　そうです。また、実際に癌になった場合でも遺伝子解析ができ、その遺伝子変異に応じて適切な抗癌剤を選択する「プレシジョンメディスン」も行われつつあります。国が主導する癌対策推進基本計画の中にも、癌ゲノム医療の推進が具体的に記載されています。プレシジョンという言葉を直訳すると、正確な、精密な、という意味です。従来の抗癌剤治療は、癌細胞だけではなく、正常細胞も同時に攻撃するいわゆる従来型の化学療法でした。しかし近年では、癌細胞だけを狙い撃ちする分子標的治療や抗体医療が主流になってきています。それでもその分子標的薬が効くかどうかは事前には分からないこともしばしばです。それを遺伝子解析することで、事前にその癌に合った治療薬を見つけることができるわけなんです。それは「個別化医療」とか「精密医療」と呼ばれています。

これからの時代は、癌種ごとに治療法を決めるのではなく、遺伝子ごとに治療法を決めていく時代に突入しました。そのため江戸川病院では、2018年2月にプレシジョンメディスンセンターを立ち上げ、既に多くの患者を受け入れています。

加藤　先進的な取り組みを既に始められているんですね。

明星　時代は、刻一刻と動いています。医療においても、ちょっと昔の常識が、今の非常識になっていたり、その逆もあります。私が医師国家試験を受験したのは17年ほど前で、そのときの知識はもはや通用しません。

前述したゲノム解析も、大学の研究室だけではなく、今や大企業も手を挙げてビジネスとして絡んできています。これからの時代は、企業と医療のコラボレーションが重要になってくると思っています。基礎研究などでは既に行われているかもしれませんが、臨床現場ではまだまだハードルが高い印象があります。そこで、私は企業と臨床現場の架け橋となるべく、数年前から活動しています。

加藤　企業との架け橋とは、具体的にどんなことをされているのでしょうか？

明星　具体的には、藻の一種であるミドリムシを起点とするバイオテクノロジー企業のユーグレナとコラボし、同社が生産するサプリメントが抗癌剤の副作用軽減につながる可能性を検証したり、そのサプリメントを摂取した際の便の性状のサンプリングをしたりしています。他にも、資生堂とコラボして、職員が笑顔になるトレーニングを行ったり、コミュニケーションロボットの「OriHime」を開発しているオリィ研究所とコラボして、現場での実証実験をしてきました。また人工知能の会社やＶＲの会社ともコラボをしています。

加藤　かなり様々なコラボを進められていますね。

明星　医療の現場が何を求めているのか、実際の現場で働く医師から企業に提案することで、今まで成し得なかったことが実現する可能性があります。企業側も、自分たちがどんな製品があって、どんな技術があるのかを伝えることで、さらなる新しくワクワクするアイデアが生まれてくる可能性があります。

加藤　こうしたコラボをしてみたい人は、まずどこから始めればいいのでしょうか？

明星　今は無関係に見えることでも、多くの人の熱い思いとアイデアが集まれば、将来、新しいコンテンツが生まれてくると思っています。そのために、自分の今の立ち位置で何ができるのかを考えながら日々診療に従事しています。ときには医療の枠を打ち破り、異業種の人たちと情報交換や議論することが必要です。もちろん、全てうまくいくとは限りません。アイデアがあってもそれを提案する相手がいない可能性もあります。幸い今のネット社会では、多くの業種の方と交流できるはずです。ビジネスマッチングをしてくれる企業もあります。このように様々なことに取り組むとアフターファイブが忙しくなりますが、自分自身の熱い思いをぶつけられ、ワクワクできる時間は何物にも代えがたいと思っています。

医療者自身が医療現場の課題解決に向かう未来に期待

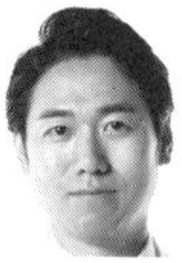

株式会社エクスメディオ代表取締役、
高知大学医学部特任准教授、精神科医
物部真一郎

ものべ・しんいちろう
高知大学（高知医科大学）卒。精神科医として精神科病院に入職。2015年に米スタンフォード大学の経営学修士号（MBA）を取得。2014年12月に株式会社エクスメディオを創業し、代表取締役に就任。2018年5月から、高知大学医学部特任准教授（非常勤）。

加藤　精神科医の物部先生が、会社を創業された経緯や課題感を教えてください。

物部　私は、医師と医師をつなぐことを中心に、医師の臨床をエンパワーメントするサービスを提供しているエクスメディオという会社を運営しています。精神科医として精神科単科病院に勤務する中で感じた課題を解決すべく、2013年に米スタンフォード大学ビジネススクールに入学し、経営学修士号（MBA）を取得しました。当時、米グーグルのCEOだったエリック・シュミットの授業で、起業するためのトレーニングとアドバイスをたくさん受けることができました。米国では当時、オバマケアの完全実施気であり、ITが臨床の現場

株式会社エクスメディオ代表取締役、精神科医
物部真一郎

で本格的に使われだして、医療の質を向上させるべく広がっていく様を目の当たりにしました。そこで在学中の２０１４年12月に、医療×ＩＴの会社を創業しました。

私が臨床で感じた課題はとてもシンプルです。私は精神科に特化した病院、精神科単科病院に勤務していました。入院しているのは主病が精神科疾患の患者ですが、入院中には感染症や皮膚疾患など非精神科疾患を来すこともあります。その場合も、精神科医の私が治療しなければなりませんでした。単科病院のため、他の診療科の先生に相談すること自体がとても困難なケースがたくさんあります。これは、在宅診療やへき地など、ほかの医師からのヘルプを受けることができない場所での診療も同様だろうと考えました。そうしたときは、自信がないなりに、何とか自力で診療するしかありませんでした。そのとき、自分が不安な部分は専門医に気軽に聞けるような仕組みがあれば、目の前の患者の生活の質はより向上すると思ったのです。

そこで、在宅医療やへき地などで発生した皮膚科疾患に医師が困った際に、皮膚科医に診療について尋ねられるサービス「ヒフミル君」を始めました。患者の同意の下、他科の専門医にアドバイスを求める取り組みは三年で進化を遂げ、皮膚疾患だけでなく眼科疾患やその他の様々な臨床における医療者の困り事をサポートするサービスに成長しました。今では、

数万人の医師が参加し臨床をお互いに助け合える環境です。さらに、人工知能（ＡＩ）による課題解決も加わりました。臨床上の課題を記載すると、ＡＩが読むべき論文を推奨してくれる機能もあります。医師同士の助け合いを、ＡＩがサポートしています。

加藤　今から約10年後の２０３０年には、物部先生のように臨床で課題を感じ、その課題を臨床や研究以外の方法で解決しようとする医療者がたくさん登場してくるのではないでしょうか。

物部　そうですね。古い産業構造を持った医療の世界は、課題がたくさん残っている分野です。今までも､医療者は医療における課題を発見することはとても上手だったと思われます。しかし、課題を感じてはいても、目の前の業務に追われて解決まで手が回らないのです。忙しい状態を改善しなくても医療者の献身によってなんとかなっていました。しかし、別の業界を見てみると、テクノロジーを活用した課題解決を行っており、どんどん成果を上げています。そのような事例を見て、テクノロジーを活用して医療の課題を解決できる可能性を、多くの医師が考えるようになりました。

同時に、２０１２年ごろからインターネット上で誰でも無料で受講できる開かれた講義のMassive Open Online Courses（MOOCs）などが提供され始め、課題を解決する方法を手軽に知ることができるようになりました。また、コンサルティング企業を経験した医療者や経営学を学んだ医師、自らがアプリを作ることのできるエンジニア医師など、ビジネスという切り口から課題解決できる能力を持った医療者が増えてきています。さらに、医療にＩＴなどのチャレンジを親和させていく国の方針もあり、医療課題解決のアイデアに対する社会の受容性も向上しています。このように、医療業界でもイノベーションがたくさん発生しそうな土壌が整いつつあるのです。

加藤　いい方向に進んでいますね。

物部　実際、課題を持つ医療者と、解決策を実装できるエンジニアとのミートアップイベントは増えてきていますから、医療者によるＩＴを用いた課題解決の事例は増えてくると思われます。私自身、スタンフォード時代にシリコンバレーにある日本企業で当時エンジニアとして働いていた今泉（現・エクスメディオ CTO/co-founder）に出会ったことが、医療×ＩＴで起業するきっかけとなりました。今は特に東京や大阪などの都市部ではそのような勉強会が数多く開催されており、現在の医学生をうらやましく思ったりもしています。

解決策を実行する事例の多くは、ヘルステックといわれる領域で起こっています。少額のお金でも課題解決に取り組めることや、一人の力やサービスで世界の医療課題に挑戦できることからも、とても夢のある分野だと思います。

加藤　ヘルステック領域の興隆の結果、社会はどう変わっていくと考えていますか？

物部　都市部でも、へき地など医療が不足している地域でも、様々な医療課題が解決される社会が実現できているのではないかと思います。例えば米国を見てみると、Sensely社やFigure1社など、医療者が持つそれぞれの課題を解決するためにエンジニアらと協力してベンチャー企業を共同設立した企業がいくつもあります。Sensely社は、ＡＩを用いて退院後の患者のフォローアップの手助けを可能することで、医療者、患者両者の助けとなっています。Figure1社は、投稿者が医療関係者に限定されている画像投稿ＳＮＳを立ち上げ、世界中の医療者の臨床上の悩みを解決するプラットフォームを提供しています。医療者が起業することで臨床の現場でしか見えない課題解決につながっている例はとても多いと思います。

このように、より多くの医療者が課題解決に向かう未来はワクワクしますし、より良い健康状態を達成できる社会にたどり着けるのではないでしょうか。利用者側の視点から再設計した米アマゾンや米ウーバーが、社会の仕組みや人々のライフスタイルを変えたように、医療機関と患者の関係も10年後は今とは違った仕組みになっているかもしれませんね。病院やクリニックの利用者（患者）側の視点に立ったサービスは、患者にとっても良いものになるに違いありません。

株式会社エクスメディオ代表取締役、精神科医
物部真一郎

「正しい情報」だけでは変わらない人の行動を変える

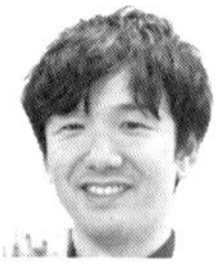

デジタルハリウッド大学大学院、「腎臓内科.com」運営、
腎臓内科医
森　維久郎

もり・いくろう
三重大学医学部卒。腎臓内科医。「回避可能な透析導入を防ぐ腎臓医療」を行うべく、腎臓の情報発信サイト「腎臓内科.com」を運営。人工知能を使った医療現場のソリューションを開発。現在、千葉県の病院に勤務しながら、デジタルハリウッド大学大学院に在籍中。

加藤　森先生は、腎臓内科医として日々臨床に携わる一方で、「腎臓内科.com」という腎臓内科に関する疑問に焦点を絞ったサイトを運営したり、グーグルホームの音声認識を用いたプロダクトを開発して医療現場の課題解決にも取り組まれていますよね。

森　はい。「腎臓内科.com」では、自分がどんな根拠で薬を出したか、栄養指導したのかといったことを全て患者向けに公開しています。グーグルホームの人工知能（AＩ）スピーカーを使ったプロダクトは、音声で呼びかけるだけで薬剤の腎機能を考慮した投与量を答えてくれるアプリケーションです。毎回本を開いて投与量を調べるのが手間だなあという医療現場の課題を解決したものです。

加藤 そのような先進的な取り組みをしている先生から見て、医療や医師は2030年に向けてどう変化すると考えていますか。

森 医師の価値は大きく変わると思っています。今まで医師は「一般人が知らないことを知っている」という情報の非対称性によって大きな価値を得てきました。それが、インターネットに情報が溢れ出し、AIが登場したことで、情報の非対称性による価値はどんどん低下していくと思います。今ですら、患者は自分の病気についてインターネットで調べてきます。

一方で、情報に疲れてしまう患者もいます。医学情報だけでも膨大な量ですし、中には正しくない情報も混じっています。また、結論が出ていない疑問も数多くあります。医療者側は、普段からガイドラインなどに掲載されている情報だけでなく、その背景にある原著論文をしっかり読み込んだ上で患者に説明しないと、既に多くの情報を得ている患者を納得させられません。医師は、医療情報のキュレーター的な役割を担っていくと思っています。これは既に起き始めている変化です。

加藤 最近はアマゾンなどの小売りサイトでも、その人が関心を持ちそうな商品を表示するようになっています。2030年くらいになると、そういったキュレーションはAIが担うようになるのかなと個人的には考えていましたが、いかがでしょう？

森　私も、２０２５年ごろまでにキュレーションもＡＩがするようになると思っていました。しかし、人間は２０１８年の現在でも、発信されている内容よりも誰が発信しているかで判断しています。「ＡＩが言うなら間違いない」と直感的に思えるようになるまでには、まだ時間がかかると思います。

個人的には、物心ついたころからＡＩが生活に溶け込んだ世界で生活してきた「ＡＩネイティブ世代」が成人し始める２０４０年ごろにはそんな考え方が一般的になってくるかもしれません。それまでは、医師と患者は対面の関係で、やはり主治医が発する情報は患者に大きな影響を与えるのではないかと思います。

加藤　なるほど、技術的にはＡＩがキュレーションすることは可能だけれど、受け手側の人間が納得できないということですね。

森　はい、「納得感」は大切な要素だと思っています。というのは、死因の多くを占める疾患が感染症などから生活習慣病に関連する疾患に変わってきたためです。良くないとは分かっていたけれど、生活習慣を変えられなかったために起こる高血圧、糖尿病などが重症化して、脳疾患、心疾患、腎疾患、肝疾患になり、それらの疾患と闘う時代になりました。今後の医療にとっては、「医療の質」よりも「行動変容」が大切だと思っています。行動変容を起こすには、本人の納得感が非常に大切なんです。

「正しい情報」は届いていたけれど、「行動」につながらない患者は一定数存在します。情報から行動を生み出すための方法はいくつかありますが、テクノロジーを使うのも手だと考えています。

加藤　テクノロジーが生み出す行動変容ですか？

森　例えると、インスタグラムにおしゃれな写真を載せるために、盛りつけが凝っているレストランに行ったり、ポケモンGOでポケモンを集めるために歩き回るのが良い例だと思います。進歩したテクノロジーを使うことで、ユーザーがやらされるのではなく、自らの欲求で行動を変えるような仕掛けが作りやすくなりました。医療でも同様のことができると思っています。ある医師が患者に万歩計を渡し、血圧手帳の横に歩数も記録するよう指導したところ、この患者は以前より運動するようになったそうです。この医師はこれをきっかけに「見える化」が人の行動を変えることを見出しました。

そこで僕自身も、腎臓領域でどんどん「見える化」を手助けするアプリケーションを作ろうと思っています。自分が頑張って変えた行動によって、どのくらい治療効果を得られたのかを「見える化」するトイレを作ろうなんていうアイデアもあります。

加藤　行動変容のために他に取り組んでいることはありますか？

森　来年には、回避可能な透析導入を防ぐためのクリニックを作ろうと思っています。そのクリニックでは、薬だけでなく、情報発信やプロダクトを通じて患者の行動変容に貢献していこうと思っています。

加藤　あえてリアルな場所であるクリニックを作ろうと思ったのはなぜでしょう？

森　私には「現場最強」という信念があります。以前は細かい文字列を打ち込んで機械を動かしていたのが、マウスでクリックするだけになり、今は機械に音声で指示できるようになりました。将来は、自分が頭の中で考えただけですぐに機械が反応してくれる時代になるかもしれません。２０３０年ごろには技術がさらに進歩し、エクセルを扱えるぐらいの能力があれば、ある程度のプロダクトを作って課題を解決できる時代になるのではないでしょうか。

つまり、技術を扱えること自体の価値はどんどん低下していくと思います。相対的に、現場にいることの価値はどんどん高まっていき、まさに「現場最強」となっていくと思います。この思いを強くしたのは、プログラミング素人だった僕自身が、２０１７年にグーグルホームを使った医療者向けのプロダクトを作ったときでした。技術を扱えることの価値が低下した未来では、まずは日常診療で課題を見つけること自体が大きな価値となっていくと思います。医療現場の最前線は、医療機関です。特に、生活習慣病は大きな病院ではなく、クリニックが最前線の現場だと思っています。自分のクリニックを作ることで、生活習慣病の最前線で見つかった課題を、一つひとつ解決していきたいと思いました。

加藤 クリニックで提供したい診療や課題解決としてはどんなものを考えていますか？

森 今は、予防医療の行動変容ステージモデルにおいて「関心期」にある人を「維持期」に移行させることに興味を持っています。現段階では、糖尿病を放置する患者を減らすことが、回避できる透析を予防する上で最も効果があると思っています。透析を導入する人の40％から50％は糖尿病が原因ですが、自分が糖尿病だと知っていても、約40％が治療を中断してしまうといわれています。こうした治療中断は、従来の診療所での啓発と投薬だけでは解決できません。ウェブでの情報発信やプロダクト開発も始めていますが、もっと手数が必要です。コミュニティーを形成したり、アイドルやアニメといったエンターテインメントを組み合わせた手法が響く患者もいるかもしれません。

治療方法や薬剤の進歩で治療成績は確実に向上していますが、忙しさや無関心から治療を中断する人への解決策はいまだにありません。ここに焦点を当てて診療していきたいです。

プロジェクトを成功に導くエンジニア医師が求められる時代に

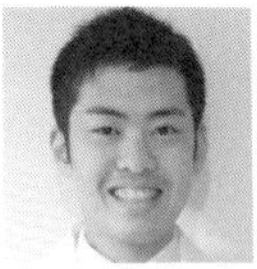

株式会社フリクシー代表取締役、エンジニア、医師
吉永和貴

よしなが・かずたか
慶應義塾大学医学部卒。東京ベイ・浦安市川医療センターにて初期研修修了。ヘルスケア分野におけるITサービスに興味を持ち、2016年9月に株式会社フリクシーを創業。医師目線の問診を事前に行い電子カルテに連携する「メルプWEB問診」を開発している。

加藤　医師兼エンジニアとして、クリニック支援サービス「メルプWEB問診」を開発している吉永先生は、12年後の２０３０年、医療がどのように変化していると考えていますか？

吉永　未来の医療と言われて思い出すのは、医学生のころにとても感銘を受けた動画です。２０１１年に米マイクロソフトがユーチューブに投稿した「Health Future Vision」(https://goo.gl/up4unM）という、未来の医療テクノロジーに関する動画です。そこには、境界型糖尿病の患者の生活習慣のデータがウエアラブルデバイスを通じてリアルタイムで主治医に共有され、医師は病院にいながらビデオ通話やチャットで適宜患者に指導するという未来の医療の姿が描かれていました。また、別の動画（https://goo.gl/hwuXcv）では、患者が自宅で子どもの湿疹にスマートフォンをかざすと、アプリが類似画像のマッチングでどの病気が疑わしいかをリアルタイムで診断し、いつ病院に行けばいいのか、治療法も含めて両親に解決策を提示していました。

2030年には、「検索をするならグーグル」「本を買うならアマゾン」と同様に、ヘルスケア市場に焦点を絞って「ヘルスケアなら○○」と言われるような世界的なプラットフォーマーが現れていると思います。それは今、積極的にアップルヘルスやリサーチキットを通じて、ヘルスケアデータを収拾しようとしている米アップルかもしれませんし、全く別の新興企業かもしれません。遠隔診療や医師間のSNSサービスをはじめ、医師同士、医師と患者を新しい形でつなげていくプラットフォームが少しずつ現れていますが、医療業界にはまだ数多くの無駄と非効率が存在します。その無駄と非効率を取り除けるテクノロジーを持った企業が、一気に支配的なプレイヤーになる可能性があると考えています。

フェイスブックやインスタグラムにユーザーが投稿するように、そのプラットフォーム上では、ユーザーが自ら自分の健康情報を投稿するようになるでしょう。そして、プラットフォーマーは、ウエアラブルデバイスで日常生活におけるヘルスケアデータ（食事、睡眠、運動、姿勢など）や病院での検査や治療のデータを収集し、ビッグデータとして一元管理して分析し、個々人の遺伝子や生活習慣に合わせて、健康のアドバイスや、病気予測をするようになっているでしょう。

アマゾンやネットフリックスで、視聴履歴に基づくおすすめの本やドラマが表示されるように、「あなたの遺伝子と、仕事やライフスタイルと似たような人は、○歳で糖尿病と脂質異常症になっています。あなたの面倒臭がりな性格を考えると、このような予防を行うと予後が最も良いです。さっそく今日から実践してみましょう」といった通知が送られてきて、そのアルゴリズムに自分の健康を委ねる人がどんどん出てくると思います。

加藤　自分もそのような未来が来ていると思っています。吉永先生は、思い描いている未来を踏まえ、今、どんなことに取り組まれていますか？

吉永　自分は「最適なタイミングで最適なヘルスケアを届ける」をミッションとし、株式会社フリクシーを起業しました。一般ユーザー向けにはＬＩＮＥのチャットを使った自動診断サービスを提供しています。また、医療機関向けには、医師が診察室で話す質問をあらかじめ患者が受診前に記入し、その内容を電子カルテに連携するウェブ問診サービスを提供しています。診療の業務効率化を目的としています。

問診領域でサービスを始めた理由は、私自身、内科の外来をしていた際に、およそ全体の7割を占めるかぜの患者に対して「のどの痛みはありますか？」「つばも飲み込めないほど痛いですか？」など、毎回同じ質問をしていることに疑問を感じたことがきっかけです。医師にとって診断に必要な情報を事前に聞いておければ、もっと診療が効率化し、医師は患者の不安や悩みを聞くことに時間を割けると思いました。医療はサービス業ですから、適切な診断はもちろんですが、診察後の患者の満足度を高めることも重要だと思います。前者はどんどんテクノロジーによる診断サポートを活用していいのではと思っています。

加藤　今後のテクノロジーの進歩で、診断サポートはどのように進化すると思われますか？

吉永　メルプは、LINEで手軽に利用しているユーザーが多いので、LINEのチャットを使った簡易診断を提供しています。しかし、こちらがあらかじめ用意した選択式回答を選ぶというやり方は、コミュニケーションとしては不自然だと感じています。

今後は、アレクサやグーグルホームなどのスマートスピーカーに対応した簡易AIドクターを開発したいと思います。「今日はどうされましたか？」と患者に問いかけ、「昨日の11時くらいから急にお腹が痛くなってきて、その後、熱も出始めて……」などと答えた患者の話から診断に必要な医学情報を抜き出し、その結果を基に診断につながる次の質問（「お腹が痛いのはどのあたりですか？」「痛みに波がありますか？」など）をスピーカーが問いかけるようなものを考えています。そうなると、スマートスピーカーやスマートフォンは、患者がいつでもアクセスできる身近なAIドクターとなります。ここで対話した結果、最適なタイミングで最適な診療科の医師にかかれる。そのような世界をつくっていきたいです。

加藤　医師でありエンジニアでもある吉永先生の強みは、こうした仕組みを自分で作れる点ですね。プログラミングできる医師は、今後、当たり前になっていくと思われますか？

吉永　プログラミングを始めたのは大学5年生からなので、デビューは遅めです。医療系学生向けセミナーの情報配信サイトの開発などがきっかけで、コードを書けば自分でゼロからサービスを立ち上げられるプログラミングという技術に感動し、その後のめり込みました。

ただ、プログラミングができること以上に、医療系のサービスを開発する際に、医師（システム開発を依頼するユーザー側）と実際に開発をするエンジニアのコミュニケーションを円滑に進める上で価値があると思っています。システムのことがよく分からない医師は、データ処理など目に見えない部分で開発にかなり時間がかかることを実感できず、「この前依頼したこの機能、まだ開発できないの？」とイライラしながら開発者に要求します。開発者は「開発の大変さも知らずに……」と思いますが、クライアントの医師にはその思いを直接ぶつけ

株式会社フリクシー代表取締役、エンジニア、医師
吉永和貴

られません。こうしてお互いの溝が深まっていき、プロジェクトが頓挫するという事例を学生のころからたくさん見てきました。当時から「うまくコミュニケーションが取れないいんだよね。吉永、間に入って調整してくれない？」と依頼を受け、プロジェクトを前に進める手助けをすることが多かったです。

また、開発者側は、気質的に、現場の課題解決というより新しい技術に挑戦したいという気持ちが強いので、テクノロジードリブンで考えてしまうことが多いです。出来上がったものが必要以上に多機能になってどう使えばいいのか分からなくなったりして、結局使われずに終わってしまったという例も数多くありました。せっかくの良いサービスも、途中で頓挫してしまっては元も子もありませんし、「医師×エンジニア」という枠組みでの医師の方はまだ少ないので、今後は需要が増えていくのではと思います。

公開データを基に専門家と国民と行政が議論するのが当たり前の社会に

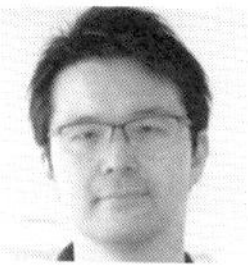

吉村健佑

千葉大学医学部附属病院病院経営管理学研究センター
特任講師、精神科医、産業医

よしむら・けんすけ
千葉大学医学部卒。精神保健指定医、公衆衛生学修士、医学博士。精神科医・産業医として勤務後、厚生労働省に入省、医療情報分野の制度設計、政策研究に関わる。2018年から千葉大学医学部附属病院病院経営管理学研究センター特任講師。

加藤　吉村先生は、2030年の日本の医療を見据えて、どのように動いてこられたのでしょうか。

吉村　私が取ったアクションは二つあります。一つは、臨床医として保険診療という枠組みの中で技術を高めるのとは別のトラックにあたる産業医という道に入ったことです。産業医は保健活動であり、財源は健康保険財源に基づきません。あくまで医師の持っている知識と技術が事業者にとってどれくらいの価値があるかで雇用契約がなされます。会社を助けた分だけ、従業員の方々の役に立った分だけ、自分の賃金として反映されることが非常に面白い

千葉大学医学部附属病院病院経営管理学研究センター特任講師
吉村健佑

世界で、医師4年目から活動を開始して徐々にのめり込んでいきました。

産業医で主に力を入れているのは、医療機関での産業医、つまり病院で働く人の健康管理です。その中でも特に看護師さんのメンタルヘルス不調の対策に関心を持っています。2013年から毎年、千葉県看護協会で看護師さん向けのメンタルヘルス講座や、医療機関単位での医療専門職向けの講座を積極的に行ってきました。最近になり医師・看護師の働き方改革という話が出てきて、これまで現場でコツコツ取り組んできたことの重要性が認識されてきたという手応えを感じています。

医療機関の働き方改革について考慮すべき要素は二つあります。一つは応招義務で、患者さんが医療を求めたとき、それを医療者がコントロールできないということです。精神科に限らず健康不安（＝自分が重篤な疾患かもしれないという心配）を背景に濃厚な医療を頻繁に求めることも起きており、患者さん側の不安対処能力の獲得により回避できると考えますが、それには時間がかかります。

もう一つは、旧来型の聖職者意識です。医療者は、自己犠牲的な働き方を評価する文化が根強く、自分の健康を優先することへ後ろめたさを感じる人が多いのです。このような文化と考え方を打破しなければ、組織として高いパフォーマンスを維持することはできません。

各病院が産業医はじめ産業保健スタッフをきちんと活用して、労働安全衛生法に則った労務管理とメンタルヘルス不調が発生しにくいような職場環境改善を実施し、認知行動療法を基にしたストレスマネジメントを全ての医療者が身に付けられれば、現状を打破できると考えています。具体的には、医学部・看護学部の授業で今述べたような技術を教えていますが、全ての医療者の必須科目としていけるといいのではないかと考えています。そして病院長、看護部長などトップマネージャーの意識改革が重要です。これがなかなかやりがいのあるところです。

加藤　そういえば、自分も病院で働いていたとき、産業医面談を受けたことはないですね。

吉村　多くの医療職は、自分の病院に産業医がいることすら認識していません。医師の過重労働に基づく自殺事例は続いていますし、自殺に至らなくてもメンタルヘルス不調が出ているのに、有効な対応ができていないのが現状ですね。「労働時間の短縮が働き方改革だ」というのは大きな誤解で、短時間で効率よく生産的に働き、チームで能率的に働く知恵を結集する、そのためにどんな病院の設計をしてICTを含めたインフラを整えるか考える。さらに最小限の活動で最大限の成果を出す――というのが本来の働き方改革です。今は費用対効果の「効果」の部分がなおざりになっていると感じるので、そこに取り組みたいですね。

千葉大学医学部附属病院病院経営管理学研究センター特任講師
吉村健佑

加藤　なるほど。もう一つのアクションは何でしょうか？

吉村　二つ目は、２０１５年から２０１８年の間、厚生労働省で勤務したことです。これは、「医療現場を知らない厚労省が立案する政策は、現実から乖離している」といった批判を耳にする中で、その批判の真偽を自分の目で確かめようと思い、決断しました。行政機関がどういったことを考え、どういったセンスや危機感に基づいて、どのような施策を打とうとしているのか、そして、自分が寄与できるところはないか、ということを考え厚生労働省に行きました。私は根本的な部分で制度設計の方法や考え方を学ぶため、診療報酬などが関係する保険局での勤務を希望し、結果的にレセプトデータを分析する部署に着任しました。

まず厚労省に行ってみて分かったことは、レセプトを分析し可視化するというと現場の医師と医療機関が非常に警戒することです。可視化されることで、自分たちの医療が適切でないと誤解され批判されるのではないか、監査の対象になるのではないかといった懸念があったようです。しかし、医療現場で実際に行われていることを共有しない限りは、部分的な情報に基づいて解決策を打つことになるため、見当はずれの政策になりかねません。そこで、世の中に情報を公開して、誰でも参加できる議論の土壌をつくるのが重要だと考え、レセプトデータを分かりやすい形に集計して厚労省のウェブサイト上で公開する「ＮＤＢオープンデータ」のプロジェクトを担当し、推進しました。この動きは業界の中でのニュースとなり、財務省はじめ他の官庁からも注目されましたので、やりがいがありましたよ。

しかし、ここで一つ問題になったのは、このようなデータを活用して政策立案する上で必要となる、データを読んで分析して知見を出す研究者や技術者が国内に足りないということでした。そこで私は、厚労省3年目に国立保健医療科学院の研究官になりました。今度は、データを活用してどんな政策立案や政策研究ができるかといった、データの分析結果を発信する側に回ったのです。今もレセプトを用いた研究は継続していて、長く取り組むべき課題と考えています。この手を止めてしまうと、根拠に基づく公衆衛生(エビデンスベースドパブリックヘルス)の実現は遠ざかる一方です。この分野に入ってくる仲間を増やすために、学部学生や大学院生に対してレセプトデータの活用の方法を広める、次世代教育も実施しています。

加藤　そうした活動を進めていくことで、2030年はどうなっていると思いますか?

吉村　二年に一回の診療報酬改定は大きなイベントになると思います。2018年も、厚労相の諮問機関である中央社会保険医療協議会（中医協）の資料の土台としてNDBデータはたくさん使われています。今後も二年単位で議論が高まるので、レセプトデータで得られる知見を集約して様々に発信することで、データに基づいた診療報酬改定＝医療の資源配分が

千葉大学医学部附属病院病院経営管理学研究センター特任講師
吉村健佑

もっともっと進むはずです。10年後には、いろんな思惑・政治的な綱引きにより決まるのではなく、公開データを基に保険者、医療提供側、専門家、国民と行政がオープンに資源配分を議論するのが当たり前になっているでしょう。

また、医療のユーザーである患者さん側は、自分の受けている診療が標準的な内容なのか、かかっている病院や主治医の過去の治療実績や成績はどうか、というデータを見ながら自分の希望する医療・病院を選択していく時代になっているかもしれません。米国で活動している津川友介医師らのデータ分析により、男性医師よりも女性医師の方が患者の死亡率が低く、米国出身ではない医師の方が米国育ちの医師よりも治療成績が良好といった興味深い知見が次々と出てきています。日本でもこういった検証が当たり前になり、医療に関する正確で有用な情報がオープンに議論されれば、医療の選択の仕方や提供される医療の中身と質が大幅に変わっていくはずですし、そうしていかなければならないと思っています。それは効率的な医療の提供につながるはずです。

２０３０年の医療を考えるキーワードは、医療の持続可能性、つまり、医療専門職、医療機関、そして医療制度の持続可能性です。有限で貴重な医療資源をどう効率よく配分するか、国民に公開されたデータを基に、みんなで議論できるようにしたいと思っています。

あとがき

実は本書は、約1カ月で作り上げました！

「第４次産業革命時代の医療の未来について考える書籍を作りたい」という願いを日経ＢＰ社に聞き入れてもらい、２０１８年のゴールデンウイーク直前の4月末から本格的に書籍製作が動き出しました。

「２０３０年の医療についての本を作るなら、現場の課題をよく知り、未来を見据えて動き出している医師が考えていることを伝えたい」。そんな筆者の思いつきから、この短い期間にイノベーター医師30人にインタビューを敢行しました。

最初は5人か6人、多くても10人くらいのインタビューを想定していました。しかし、医療の未来の全体像を掴むためには10人では少なく、もっと多くの医師と話をしたくなって、「30人の医師に、今描いている未来像や、未来に向けて動き出していることを聞く」という構成にすることになりました。

今回登場してくださった30人のイノベーターの医師たちは、ゴールデンウイーク直前にいきなり筆者から連絡が来て、インタビューさせてもらったり執筆をお願いしたりするという、今考えてもむちゃくちゃなリクエストに、皆さん本当に快く応じてくださいました。内容も、素晴らしい仕上がりになったと思います。

筆者は、デジタルヘルスといわれる「医療×テクノロジー」の領域を専門としており、医療ベンチャーについては詳しい方だと自負していますが、各領域の最先端を走るこの30人のお話は、筆者にも大変勉強になるものばかりでした。本書を読んでいただいた皆さんには賛同いただけると思うのですが、一人ひとりの医師の話をもっと聞きたい！と思われたのではないでしょうか。こんなトップランナーが一堂に会する書籍を作り上げることができ、とてもうれしく思っています。医療の現状や未来について、一冊で全体像を把握できるような書籍が欲しいと日ごろから感じていた筆者としては、これ以上言うことのない書籍ができたと誇りに思っています。

最後に読者の皆さんにお願いしたいのは、登場いただいた医師の考える未来に共感し、力になりたいと思われた方がいれば、ぜひ協力いただきたいということです。医療業界は旧態依然としたところも多く残っています。そんな中で、「正統派」と思われず、自分も含めて「変わり者扱い」をされている医師もいます。しかし、お読みいただいた通り、本当に日本の医療と人々の健康のことを考え、未来をより良くするために力を尽くしている医師ばかりです。これら医師のビジョンを一緒に叶えていただければと思っています。

そして、今回は30人の「医師」ということで書籍が企画されたのですが、今後は医師に限らず、イノベーティブな取り組みをしている医療者に未来像を聞いたり紹介していきたいと考えています。筆者自身、本書に関する印税などは、医療の未来を見据えてイノベーティブな活動をしている医療者への支援に使っていければと思っています。

こんな想いだけが先行した書籍を、しっかり1カ月という短い期間で編集し、完成させてくださった日経メディカルの増谷彩さんには感謝してもしきれません。本当にありがとうございます。いたるところに強いこだわりがある、クセの強い著者だったと思います。

インタビュー原稿の編集や校正に関しては、久和俊介くん、佐々木祥貴くん、為本晃弘くんの手助けをいただき、本書の完成が見られました。また、医師であり起業家でもある師匠の武蔵国弘先生、大師匠の池野文昭先生、厚生労働省への出向が終わった後も自分を東京で自由にさせてくださっている京都府立医科大学の木下茂教授、外園千恵教授や、メンターである産業医の大室正志先生、ＭＲＴ株式会社の馬場稔正社長、守屋実事務所の守屋実先生のおかげで今の自分があると思っています。そして、いつも自分に関わってくださっている方々、ゴールデンウイーク期間に突然執筆に専念すると言い出した筆者を許してくれた家族にも本当に感謝しています。

第4次産業革命時代のテクノロジーであっても、「医療4.0」というキャッチーな呼び方をしたとしても、本質は「医療を良くできるかどうか」です。

医療の未来は、まだまだ良くすることができます。

「未来はこちら側」

本書が、日本の医療の未来を考えるきっかけとなれば、とてもうれしく思います。

加藤浩晃

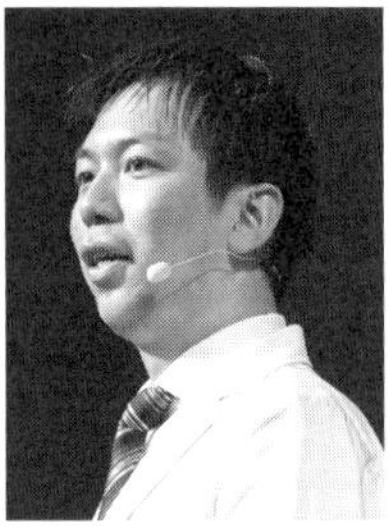

加藤浩晃（かとう・ひろあき）

医師、デジタルハリウッド大学大学院 客員教授

遠隔医療、AI、IoTなどデジタルヘルスの政策提言にも携わる、元厚生労働省官僚・現役医師。オンライン診療や治療用アプリなど数多くの事業開発を行いながらAI医療機器開発のアイリスを共同創業し取締役副社長CSO。厚生労働省医療ベンチャー支援／経済産業省Healthcare Innovation Hubアドバイザー、大学客員教授や非常勤講師、上場企業の社外取締役、学会や行政の委員など兼任。「医療現場」「医療制度」「ビジネス」の３領域を横断的に理解し、ヘルステック領域の事業開発や支援を行っている。

医療4.0

第4次産業革命時代の医療

～未来を描く30人の医師による2030年への展望～

2018年6月25日　第1版第1刷発行
2021年8月25日　第1版第6刷発行

著　　者　加藤浩晃
発 行 者　米田勝一
発　　行　日経BP社
発　　売　日経BPマーケティング
　　　　　〒105-8308
　　　　　東京都港区虎ノ門4-3-12
装丁・制作　佐藤穣太（ステンスキ）
編　　集　増谷 彩
印刷・製本　大日本印刷

ISBN978-4-8222-5610-4

本書籍に関するお問い合わせ、ご連絡は下記にて承ります。
https://nkbp.jp/booksQA